知的生きかた文庫

「考えなくていいこと」リスト

井上智介

JN109317

三笠書房

「なんだか仕事がしんどいな……」と
感じているあなたへ

もしかしたら、
「考えなくていいこと」を
考えすぎなのかもしれません

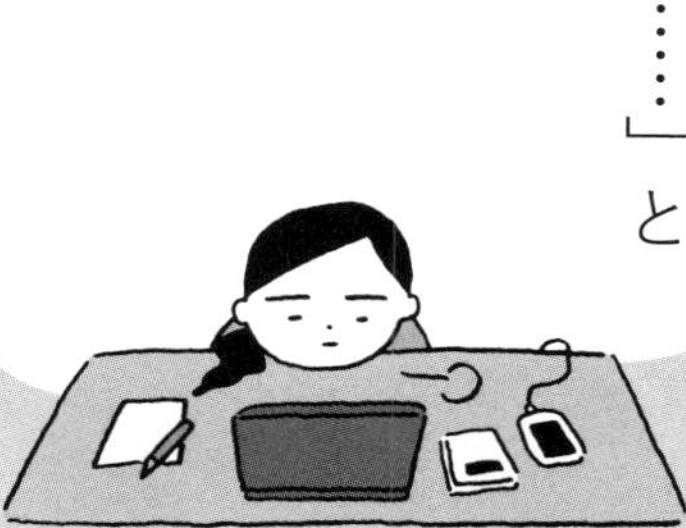

はじめに

考えなくていいことは考えずにラフに生きよう！

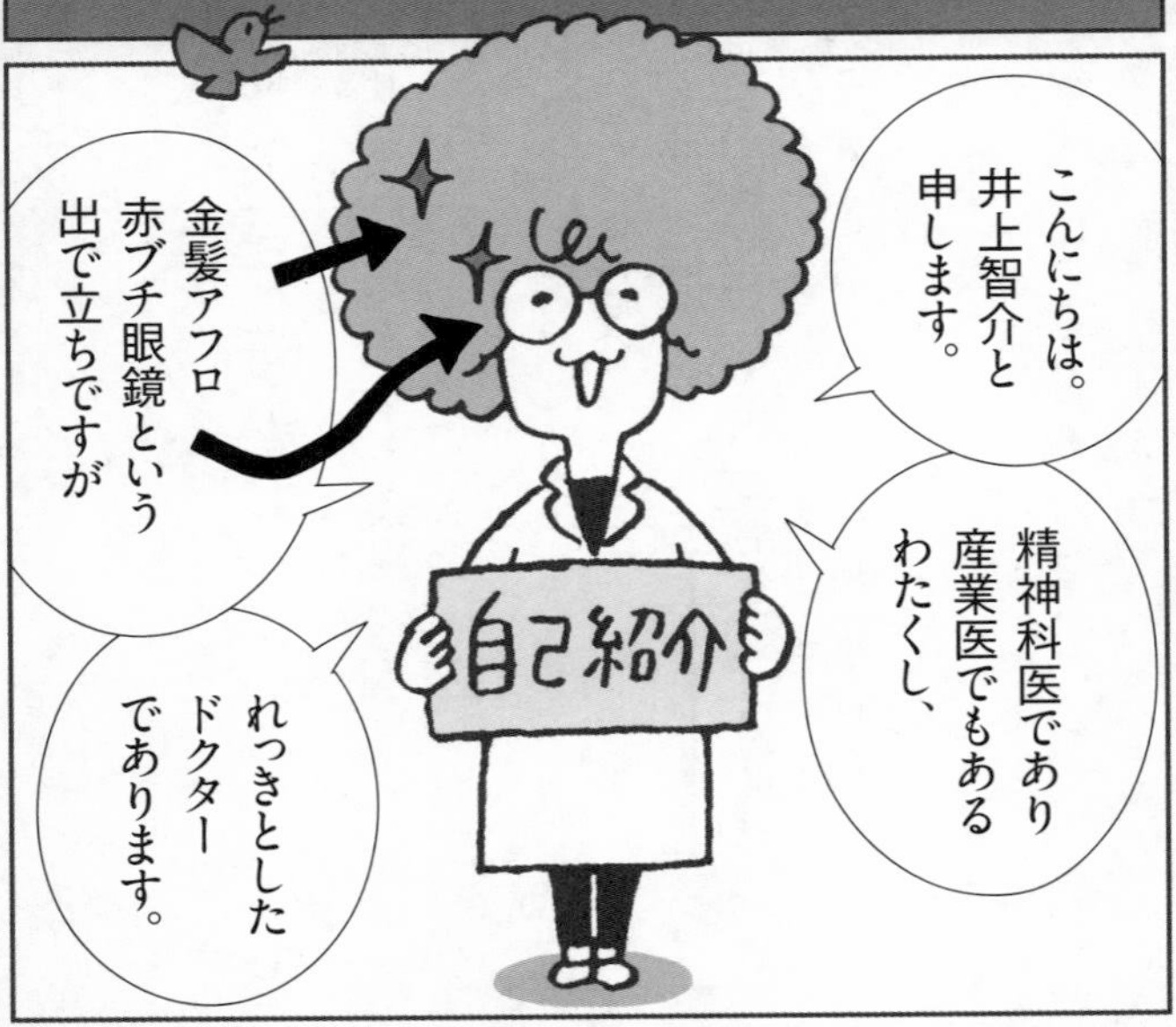

こんにちは。井上智介と申します。
精神科医であり産業医でもあるわたくし、
自己紹介
金髪アフロ赤ブチ眼鏡という出で立ちですが
れっきとしたドクターであります。

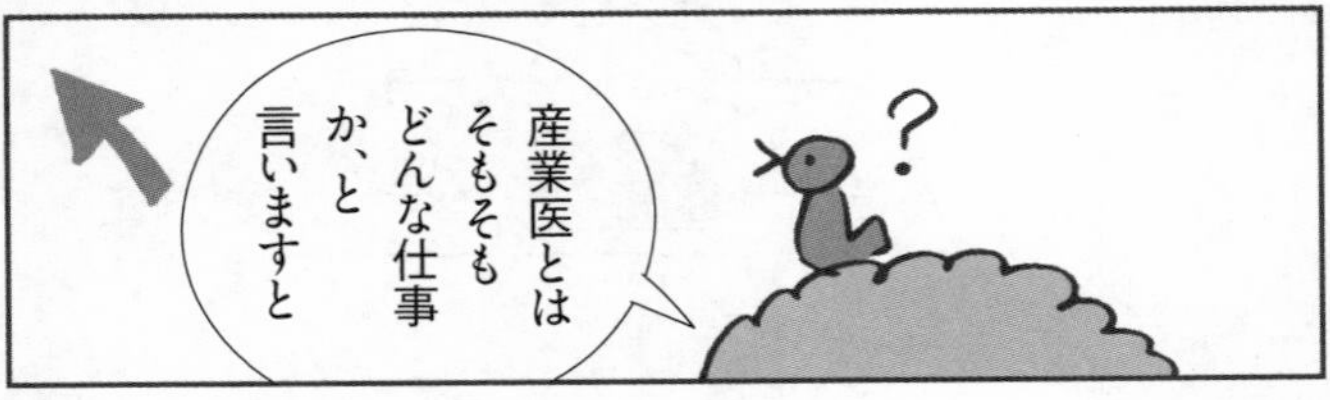

?
産業医とはそもそもどんな仕事か、と言いますと

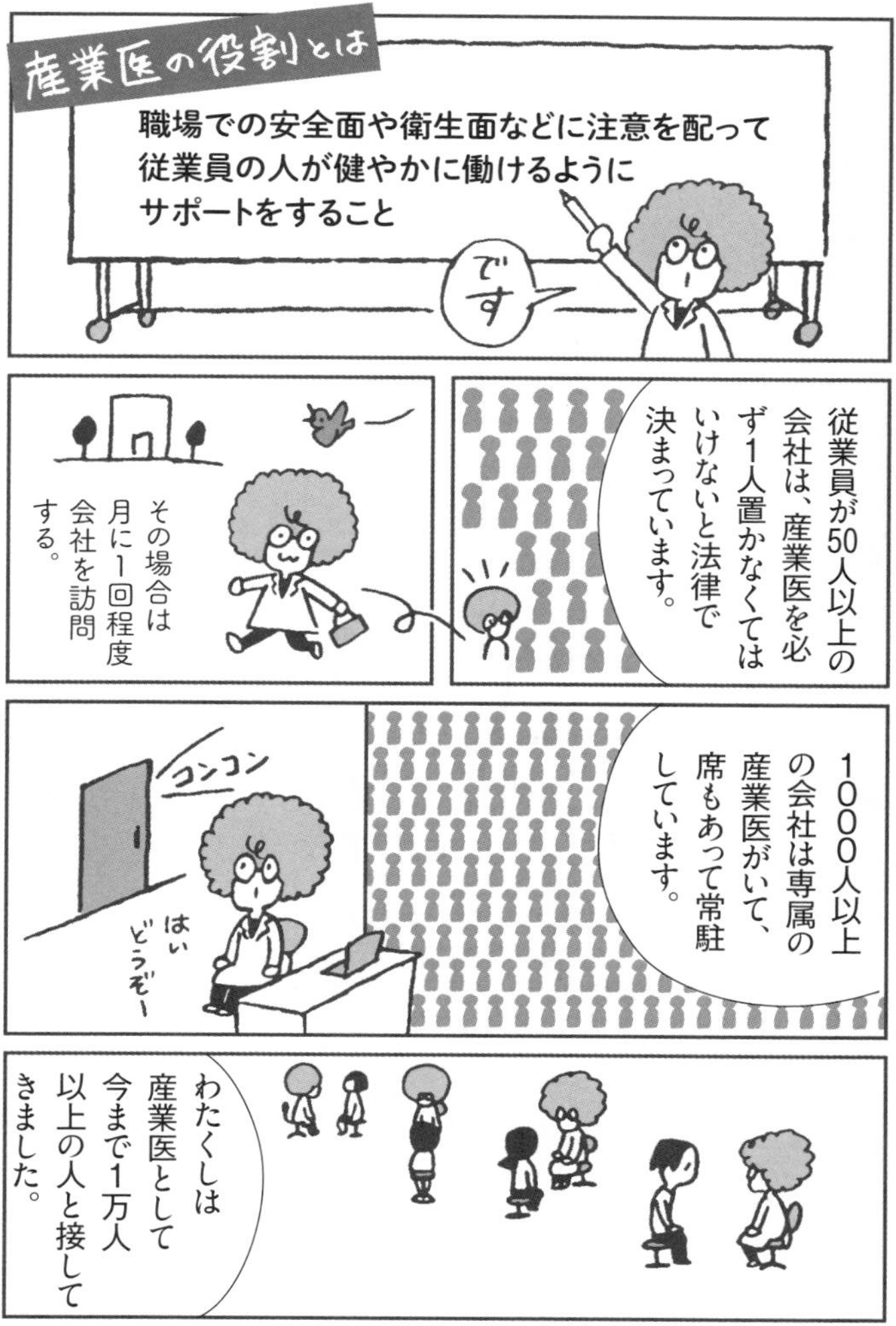
産業医の役割とは
職場での安全面や衛生面などに注意を配って
従業員の人が健やかに働けるように
サポートをすること
です
従業員が50人以上の会社は、産業医を必ず1人置かなくてはいけないと法律で決まっています。
その場合は月に1回程度会社を訪問する。
1000人以上の会社は専属の産業医がいて、席もあって常駐しています。
コンコン
はい どうぞー
わたくしは産業医として今まで1万人以上の人と接してきました。

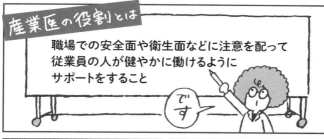

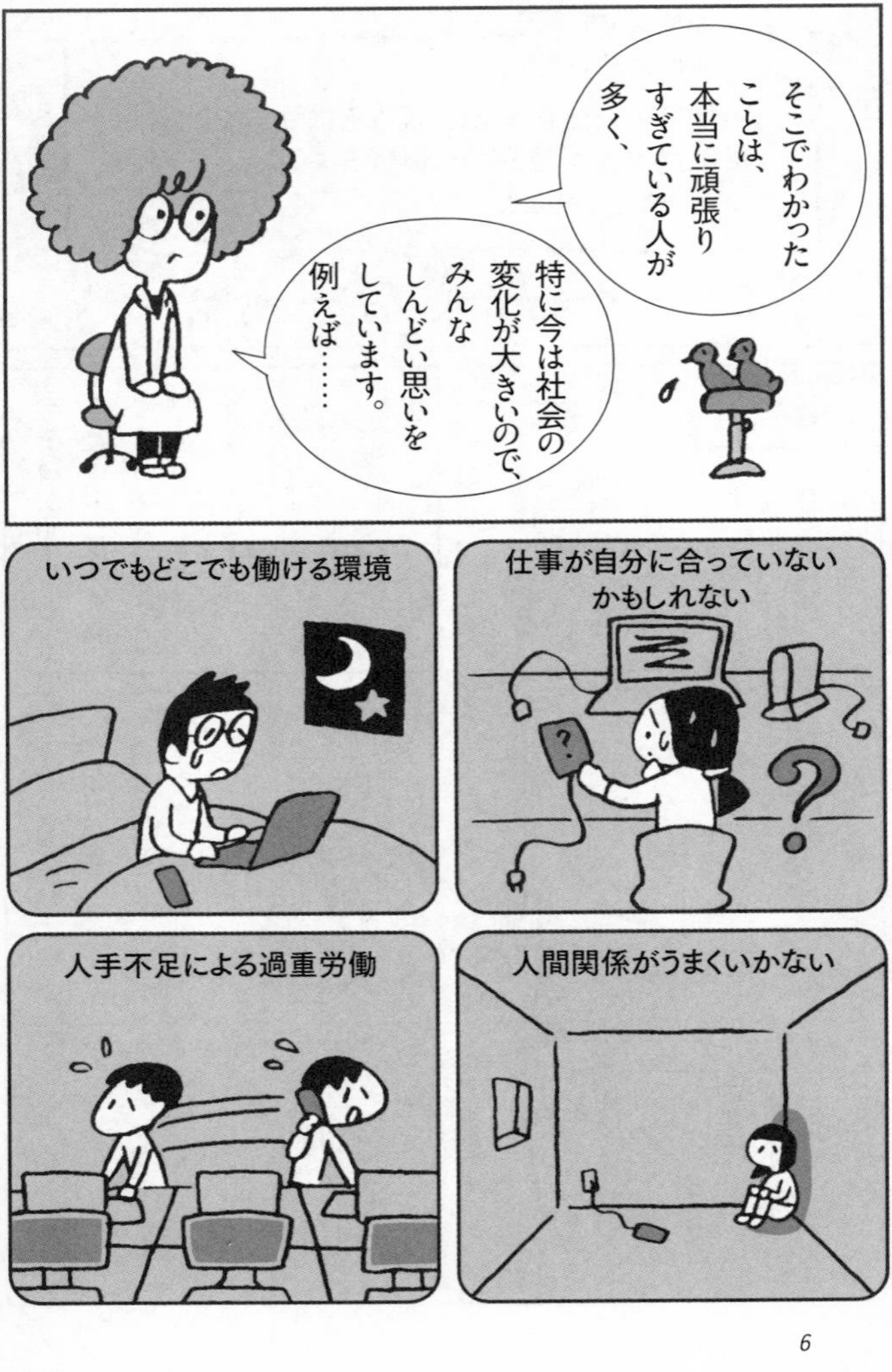
そこでわかったことは、本当に頑張りすぎている人が多く、
特に今は社会の変化が大きいので、みんなしんどい思いをしています。例えば……
仕事が自分に合っていないかもしれない
いつでもどこでも働ける環境
人間関係がうまくいかない
人手不足による過重労働

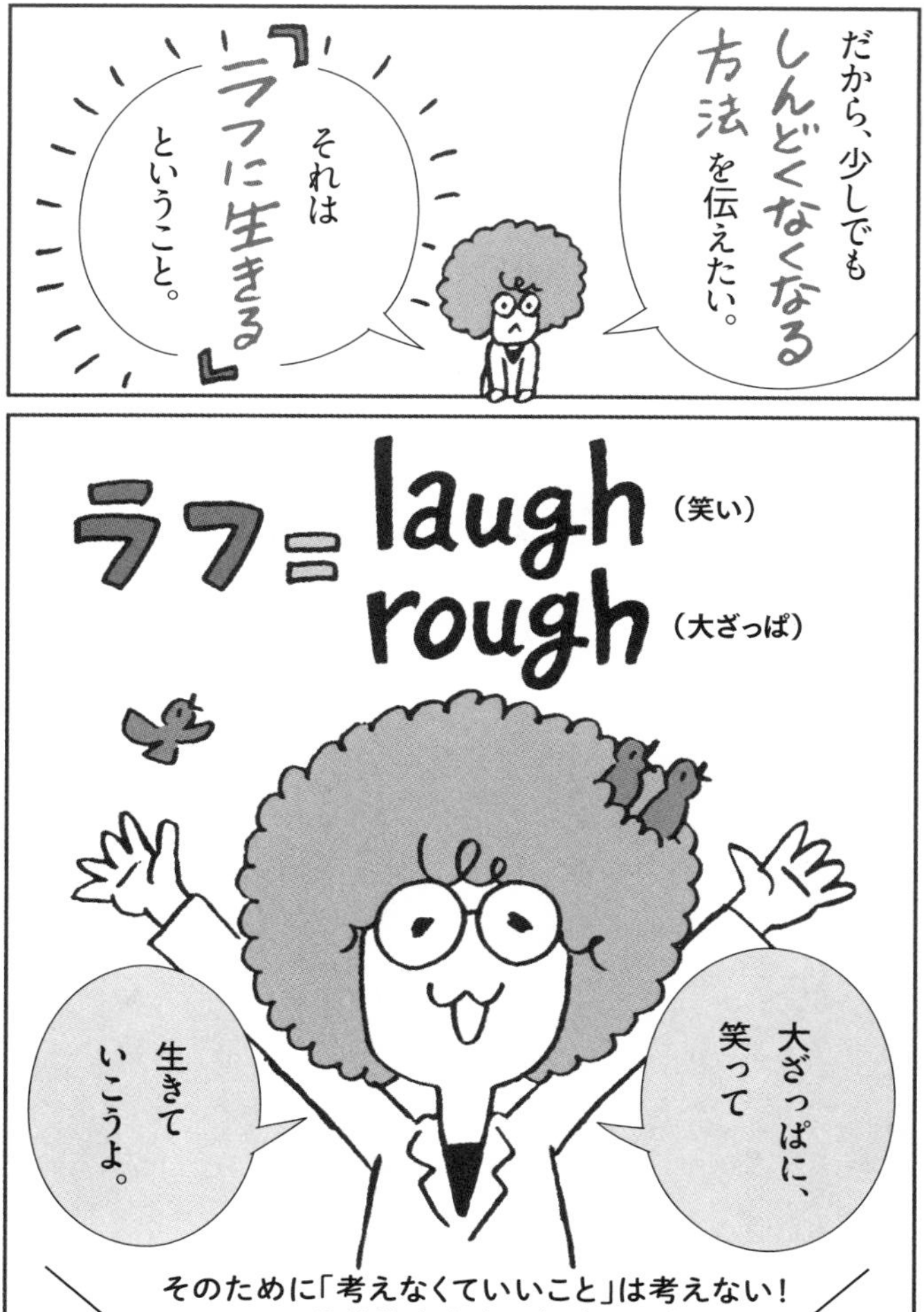

だから、少しでもしんどくなくなる方法を伝えたい。
それは「ラフに生きる」ということ。
ラフ＝laugh（笑い）rough（大ざっぱ）
大ざっぱに、笑って
生きていこうよ。
そのために「考えなくていいこと」は考えない！
その具体策を本書で紹介します。

○「仕事がしんどい……」と感じる人は増えている

感染症の流行、在宅ワークの普及、ハラスメントに敏感な時流……。

今の世の中は、変化がとても大きいですよね。

ガラッと。急に。

それによって「仕事がしんどい……」と感じる方が増えているように思います。

人間は変化があると、本能的にそれに適応しようとします。

これは、生きていくためには、ある意味で必要な能力です。人間は普段から、熱い、寒い、まぶしい、などさまざまな刺激をキャッチし、それに対して体を適応させていくことで、生命活動を維持しています。

しかし、それは裏を返せば、刺激を鎮静化するために体が闘っているようなもの。変化が起きれば起きるほど、大きければ大きいほど、闘いの規模も大きくなり、体への負担は増していくのです。

みなさんも、世の中が変化していく中で、ちょっとしたことではあっても、面倒なことや気苦労が増えているのではないでしょうか？

そしてそれは、本人も気づかないうちに、まるで１０００本ノックのように心身に負担がかかっている恐れもあるのです。

仕事で「孤独」を感じていませんか

新型コロナウイルスの流行によって、今日の社会は大きく変わりました。そしてそれは、働き方や人間関係にも大きな影響を与えることになりました。

コロナ禍以降、在宅ワークが普及したことや、大人数で会ったり集まったりする機会が減少したことによって、個人と社会のつながりが希薄になりました。

もちろん、これには良い面もあります。かつて、職場の悩みの大半は人間関係によるものでしたが、今では苦手な人と会う機会が減り、物理的な距離もとりやすくなったことで、気楽になったという方も少なくありません。

しかしその一方で、深い孤独を感じている人が増えているように思います。

□会社に行かないと誰とも話さない日がある
□職場で雑談がてら相談できていたことができなくなった
□社会人としての自立が強く求められ、一人での行動が増えた

これまでは、人とのコミュニケーションでバランスを保っていたことが、社会とのつながりが減ったことでアンバランスになり、「自分は独りぼっちだ」「誰にも相談できない」と、思い悩んでいる方が増えているのです。

複雑化する「人間関係」の悩み

また、苦手な人と会わないで済むなど、人間関係の悩みは減っている一方で、悩みの性質が複雑化している印象を受けます。

直接的なコミュニケーションが減った分、「上司は自分をちゃんとわかってくれているだろうか」「○○だと誤解されたのではないか」など、疑心暗鬼というか、

考えすぎてしまっている人が多いように感じます。

つまり、これまでは考えなくて済んでいたことを、おのずと考えてしまう環境に置かれているのです。

○「考えること」が増えている

今は本当に、先が見えない時代です。

感染症の流行、大規模な自然災害、テクノロジーの急激な進化、今後の働き方、経済はどうなるのだろうか、世界はどうなっていくのか……など。

考え始めたらキリのない問題が、心にズーンとのしかかってきます。

先が見えないということは、これから進む道が霧に包まれているようなもので、行く末がどうなっているのかは、進んでみないとわかりません。

人間は、そういう実態がわからないものに対して強い恐怖を感じます。

これは何事に対しても同じで、例えば、仮想通貨というものがありますよね。

便利だとか儲かるだとか、いろいろな評判が出回っていますが、なんかちょっとよくわからないから危ないと思う人も多いでしょう。

このように、実態がわからないものには恐怖を覚えるのが普通です。

今は「考えること」が増えている時代です。常に考えることを強いられている現代社会は、どうやったら生き残れるかというプレッシャーに満ちています。

世の中を見ても、「激動の時代を生き抜く○○」など、新しい知恵を与えることで生き残る術を教える本や話題が多いように思います。

しかし、そういうサバイバルな環境に身を置いていると、いつのまにか心も体もボロボロになってしまいます。

「考えなくていいこと」を手放してみよう

だからこそ、積極的に休むことが大事。

そのためにできる、最も効果的かつ最も簡単なことは「考えなくていいことは考えない」ことです。生き残るために何か新しいことを手に入れようとするのではなく、むしろ手放していくのです。

考えなくていいことは、どんどん手放していきましょう。

「こんなことをしたら、できない人だと思われるかな」

「上司にいびられるのは、きっと自分が悪いからだ」

「仕事にやりがいを感じられない」

……なんて、考えなくてOK！


かつてないほど大変で、ストレスの多い世の中ですので、無理をすることはありません。

住む家があって、ご飯を食べられるだけのお給料がもらえていれば十分です。

心が苦しくなるようなことを考えるのはやめて、もっとラフに生きましょう。

その具体策を、本書で詳しくお伝えしていきます。

井上智介

◎目次

第1章 「人間関係」で考えなくていいこと

第2章

「職場」で考えなくていいこと

第3章

「仕事」で考えなくていいこと

第4章

心を強くする7つの習慣

本文DTP／株式会社Sun Fuerza
本文イラスト／クー（サカガミクミコ）

第1章

「人間関係」で考えなくていいこと

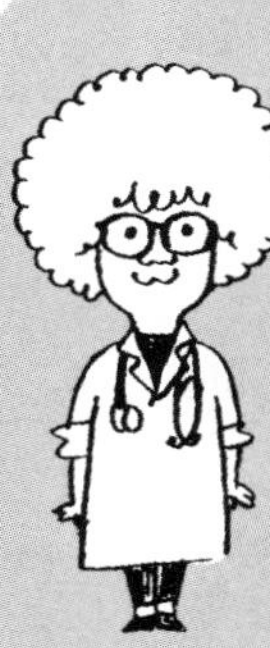

「残念な人」が身近にいる

「自分が悪いのかな……」とは考えなくていい

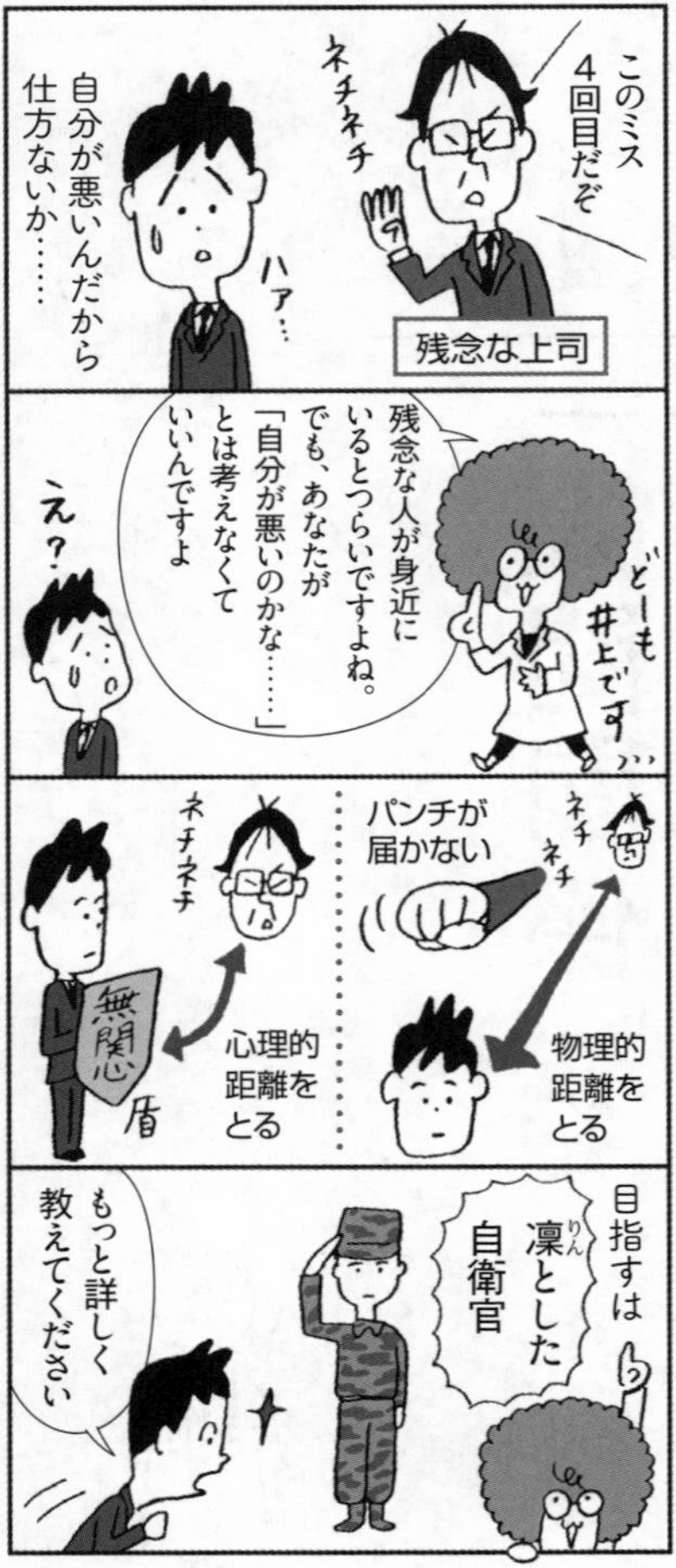
残念な上司
このミス4回目だぞ
ネチネチ
ハア…
自分が悪いんだから仕方ないか……
どーも井上ですぅ
残念な人が身近にいるとつらいですよね。でも、あなたが「自分が悪いのかな……」とは考えなくていいんですよ
え？
ネチネチ
パンチが届かない
物理的距離をとる
ネチネチ
無関心
盾
心理的距離をとる
目指すは凛《りん》とした自衛官
もっと詳しく教えてください

残念な人には、誰だって関わりたくないと思います。でも、そんな人が上司などの身近な存在で、簡単に関係を断ち切るわけにもいかず、心を悩ませている人は多いのではないでしょうか。

私が考える「残念な人」というのは、ひと言で言うと、「相手の気持ちがわからない人」です。攻撃的な言い方をしたり、ささいなミスを執拗《しつよう》に責めたり、中には「このミス、4回目だぞ」というように、回数まで数えている人もいます。

こういうタイプは、本当に面倒くさいです。

仕事のささいなミスを持ち出されても、その仕事に対するお互いの熱量はそもそも違います。相手は完璧を求めてきますが、こちらはそれほど完璧さを追求してはいません。だから、その熱量の差によって余計にしんどくなってしまうのです。

そして、恐ろしいことに、最初は「相手がおかしい」と思っていても、ネチネチ言われ続けたり、攻撃され続けたりしていると、「自分が悪いのかな」と思い始めてしまうことがあります。

こういう残念な上司というのは、職場で悪目立ちしているので、最初は周りの人も自分をかばってくれることが多いでしょう。「あの人はそういう人だからさ」「そんなの気にしなくていいよ」などと、いろいろ励ましてくれます。

しかし、時間が経つと「でも、言われていない人もいるしな」「やっぱり自分がダメだから言われるのかな」などと、自分を否定し始めてしまうことが少なくありません。そうやって苦しんで、心を病んで、産業医である私のもとへやってくる人が、悲しいことにたくさんいます。

「一歩手前の無関心」で距離をとる

そういう残念な人が身近にいる場合は「物理的距離」と「心理的距離」をとることがとても大切です。

物理的距離をとるとは、相手の近くにいることを極力減らすということです。距離をとれば、相手のパンチは届きません。

心理的距離をとるとは、無関心を決め込むということです。心理的な距離をとる一番の方法は無視をすることなのですが、やはり職場で無視をするのは難しいと思うので、その一歩手前の無関心。これに徹しましょう。

具体的には、相手があれこれ言ってきても反応しないことです。

私のもとへ相談に来る人は、残念な人に対しても愛想を良くしようとしたり、怒られているからこそ頑張ろうとしたりすることが多いのですが、それはかえって逆効果です。

残念な人というのは、こちらが反応すると、それに輪をかけてくるというか、つけこんできます。だから、すごく冷めたリアクションをとることがとても大事です。心の距離をとって、守りを固めましょう。

例えば、こんな感じです。

残念な上司「何度同じミスをすれば気が済むんだよ。本当頼むよ～」

自分「すみませんでした（棒読み）」（立ち去る）

怒られているからといって、落ち込んでいるように装う必要はありませんし、次は頑張るというような意欲を語る必要もありません。そういう態度をとると、相手は反応してくれることをいいことに、さらなる攻撃をしかけてきます。

だから、聞いているのか聞いていないのかわからないくらいの感じがベストです。会話のキャッチボールなどしようとはせず、ＹＥＳやＮＯだけで返答できる内容なら、それだけで大丈夫です。

とはいえ、最低限の態度というものもあるので、ひと言謝って、それで終わりにしてしまいましょう。

「凛とした自衛官」を目指そう

私は産業医としてこの話をするとき、「凛とした自衛官になりましょう」と伝えています。

穏やかで凛としていて、感情を顔に出さないようなイメージです。そして、自分を守るという意味で自衛官。そういうキャラクターを自分の中に作っていくと、無関心に徹することができるようになります。

ネチネチしたタイプというのは、相手を下げることで自分を上げたい人であることが多いです。ささいなミスを執拗に責めることで、自分の正しさを証明したいのでしょう。さらに、厄介なことに「4回もミスをするなんて、自分を困らせるために、わざとやっているんじゃないか」というように、歪んだ思考で解釈してくる人もいます。

そういう人に対しては、何を働きかけても変わりません。責められないように努力したり、良い関係を築こうとしたりするのは、エネルギーと時間の無駄遣いです。もし、あなたが実際に何度かミスをしてしまったとしても、人間なんですから、そういうこともあります。今後、同じミスをしないように気をつければいいのです。

だから、残念な人が身近にいる場合は、「自分が悪いのかな……」とは考えずに、凛とした自衛官になったつもりで振る舞ってみてくださいね。

嫌いな人が職場にいる
「ずっと我慢し続けよう」とは考えなくていい

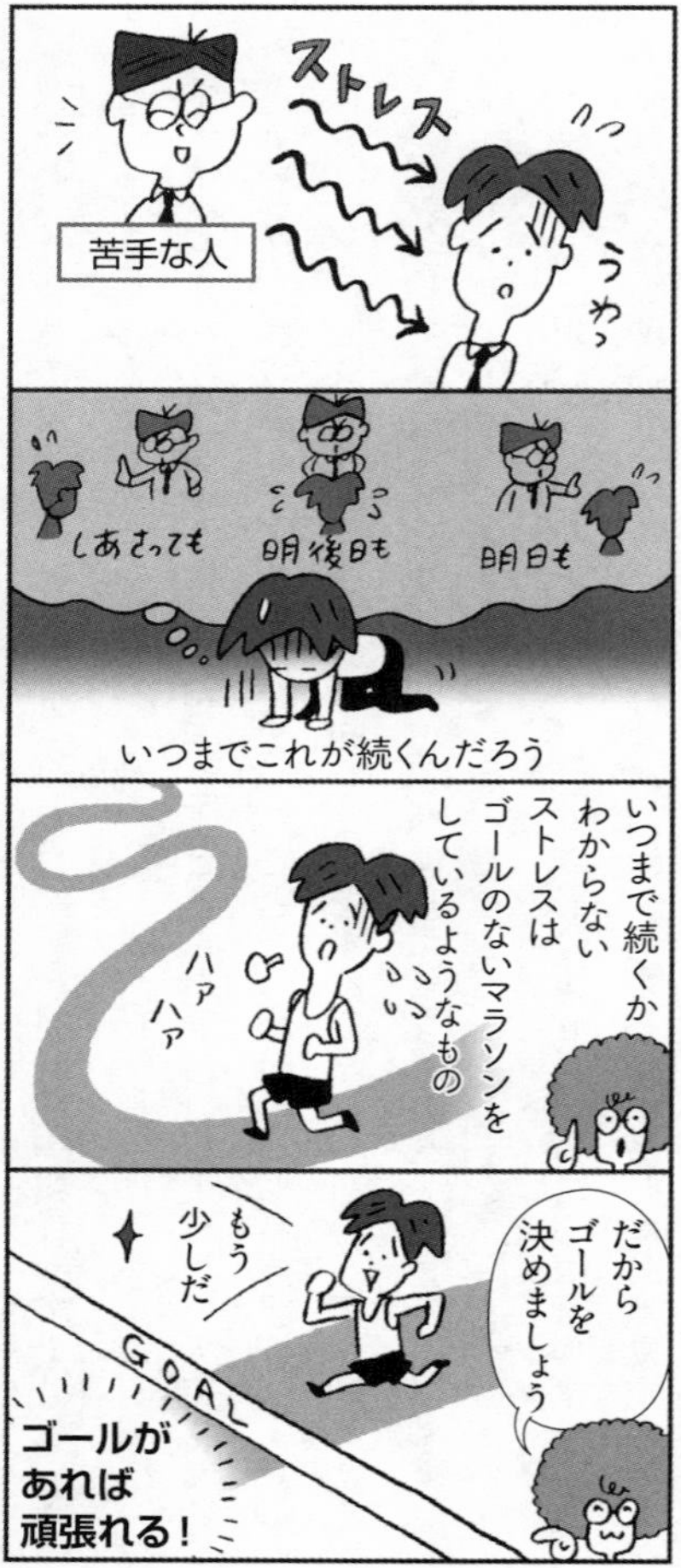
ストレス
苦手な人
うわっ
明日も
明後日も
しあさっても
いつまでこれが続くんだろう
いつまで続くかわからないストレスはゴールのないマラソンをしているようなもの
ハァハァ
だからゴールを決めましょう
もう少しだ
GOAL
ゴールがあれば頑張れる！

嫌いな人が職場にいて、明日も明後日も顔を合わせなくてはいけない、会話をしなくてはいけない。そう思うと「いつまでこれが続くんだろう」「もう会社に行きたくない」と考えるのは、ある意味自然なことです。

でも、このような悩みを抱えている状態は、とてもしんどいと思います。

なぜなら、人間は、いつまで続くかわからないものに対して大きなストレスを感じるからです。

それは、ゴールが見えない過酷なマラソンをしているようなもの。いつか体調を崩してしまうことは目に見えています。

産業医として、人間関係に悩んでいる方と面談をすることは多くあります。

その中には、

「同僚と本当にウマが合わないんですけど、今一緒に進めているプロジェクトが来月には終わるので、それまでならなんとか頑張れそうです」

と言う人がいる一方で、

「苦手な上司のアシスタントに指名されてしまって、いつまでこれが続くのかと思うと、夜も眠れなくなります……」

と話す人もいます。

このように、どんなにつらい状況でも、終わりが見えているかどうかによって、心の負担は大きく変わってきます。

つまり、終わりが見えていることがとても大切なのです。

心に余裕が生まれる「期間限定思考」

そこで、私がおすすめしているのが「期間限定思考」です。

いつまでなら耐えられるかという期限を算定して、「いつまで続くかわからない」「いつまで我慢すればいいの」という恐怖を取り去ってしまうのです。

相談者Aさんとのやりとりを紹介しながら、もう少し詳しく説明しましょう。

Aさん「すごく嫌いな人がいて、毎日顔を合わせるのが苦痛で仕方ありません」

私「配置転換できるならそれが一番ですが、会社に言っても叶わない可能性はあります。だから、Aさんがどこまでなら我慢できるのかが大切だと思うんです。期間限定で頑張るとしたら、いつまでなら耐えられそうですか?」

Aさん「期間限定ですか……。今は声を聞くだけでもゾッとするくらい嫌なんですけど、来月に新入社員が入ってきたら、自分が教育係を任されるかもしれないので、そうしたらだいぶあの人とは離れられそうです。だから、1か月くらいなら耐えられるかもしれません」

私「なるほど。それなら、その1か月くらいは頑張ってもらったらいいのかなと思います。でも、もし1か月経っても同じ状況が続くようだったら、逃げられる体力や気力があるうちに逃げることも大切ですよ」

Aさん「そうですよね。とりあえず1か月間、期間限定で頑張ってみて、状況が変わらないようだったら転職も検討します」

私「そのような考え方でいいと思います」

Aさん「ありがとうございます。なんだかスッキリしました。期限があれば頑張れそうです！」

私のところに相談に来る方は、「今どうすればいいか」ということで頭の中がいっぱいで、「あとどれだけ頑張れるか」を考えたことがありません。

でも、改めて「いつまでなら頑張れるか」を考えてみることがとても大事です。ゴールが見えると、人は前へ進みやすくなります。

また、実際にこのような期間限定思考を実践した方は、設定した期間が終了して、たとえ現状が変わらなかったとしても、会社を辞めないことが多いです。

もちろん、転職活動がうまくいかずに会社に残っている方もいらっしゃるでしょうが、私の知る限りでは、自らの意思で残っている方がほとんどです。期間限定思考を実践したことで心に余裕が生まれて、ストレスの対象と、距離をほどよくとれるようになったのかもしれません。

心がズタボロになりそうなら、すぐにでも逃げていただきたいものですが、今すぐには動けない場合、この期間限定思考がきっと役に立ちます。

嫌な気持ちを一人で抱え込まない

とはいえ、期間限定思考をするのが難しい職種の方もいらっしゃると思います。例えば、接客業の方は、いつどんなお客さんがやってくるかわかりません。残念ながら、良いお客さんばかりではないですからね。ときにはクレーマーのようなお客さんもいると思います。

前の項で述べたように、苦手な人が社内にいる場合は、事前に警戒してスルーをしたり、ある程度心のガードを固めたりしておくこともできます。しかし、初対面のお客さんから思いがけず発せられる攻撃的な言葉は、まともにくらってしまいます。破壊力が抜群なのです。

それが一回や二回ならまだしも、何回も同じクレーマーがやってくる場合は、本当に困ってしまいますよね。

相手がいつ来店するかわからないので、期間限定思考でゴールを見出して、踏ん張ることもできません。

そういう場合は、会社側が、スタッフを守るために対応しなければいけないので、「自分がしっかり対応しなくては」と頑張らなくてもいいのです。

いくらお客さんだからといって、クレーマーに真正面から向き合っていると、こちらの心が削られてしまいます。

ですから、まずは会社に相談して、自分の逃げ道を確保しておくこと。

その人が来る時間帯がある程度わかっているなら、勤務時間をずらしたり、バックヤードのほうに移動したりして、物理的距離をとりましょう。

そして、会社を巻き込まなくても、今すぐできることは、そのお客さんの悪口を言うことです。

クレーマーをはじめとする嫌なお客さんについて、ぜひ職場のみんなで愚痴を言い合ってください。感情のストレスを発散させることは、とても大切です。

嫌な気持ちは、自分一人で抱え込まないようにしてくださいね。

急な仕事を無茶ぶりされた

「頼まれた仕事を断ってはいけない」とは考えなくていい

以前、産業医面談で、Bさんからこんな相談をされました。

Bさん「この前、上司と雑談レベルでしゃべっていたアイデアがあるんですけど、急にそれを企画書にまとめて、取引先に提案してこいと言われてしまって……」

私「いつまでですか？」

Bさん「あさってです」

私「あさってですか。ずいぶん急ですね」

Bさん「そうなんですよ。ちゃんとした企画に落とし込むためには、予算だったりスタッフの確保だったり、現実的にクリアしないといけないことがたくさんあるので、2日間ではとても無理です」

私「それで、なんて返事をしたんですか？」

Bさん「心の中では、絶対無理だと叫んでいたんですけど、断ると、使えないヤツだと思われそうで」

私「引き受けたんですか？」

Bさん「はい……。先生、どうしたらいいでしょうか」

組織の中で働いていると、Bさんのように仕事を無茶ぶりされる機会というのは、かなり多いのではないでしょうか。

はっきり断れるとラクですが、相手は上司ですからね。「嫌だけど引き受けるしかないか……」「やらないと評価が落ちるかなぁ」など、いろいろなことが頭をよぎって、無理に引き受けてしまうことが少なくないと思います。

できることなら、無茶ぶりされた仕事は断りたいですよね。

とはいえ、はっきりNOと言うわけにもいかない。

そこで私がおすすめしているのが、「YESと見せかけてNO作戦」です。

はっきり拒絶することだけが「断る」ではない

先ほどのBさんのように、一度引き受けてしまってから「やっぱりNO」と言うのは難しいので、勝負は、無茶ぶりされたそのときにかかっています。

ポイントは、次の2つ。

①現状を伝える（急な仕事に着手できる時間的余裕はない）

②代替案を出す（代わりにできることや、いつまでなら可能かを伝える）

具体的にはこんな感じです。

上司「あさってまでにA社の企画書をまとめておいて」

自分「あさってまでですか。実は今、B社の企画書を作成中で手一杯なんです」

上司「え、できないの？」

自分「いえ。B社の企画書が完成したらすぐに取りかかるので、1週間いただければ可能です」

上司「そう。じゃ、そういうことでよろしく」

このやりとりの最大のポイントは、最終的に判断を下しているのは上司だということです。

もしも、最初に「できません」と断った場合、YES、NOをジャッジしているのは自分になります。

それに対して、先ほどのやりとりでは、自分が提案した代替案を受け入れるかどうか、最終的に判断したのは上司です。

そうすると、あくまでも主導権を握っているのは上司になるので、上司のプライドは守られ、それほど気を悪くされることはありません。

それに、実はこれ、ちゃんと断っているんです。

現状を伝えて、言われている日程では無理だと伝えているので、しっかりと断ることができています。

つまり、相手に気づかれないようにNOをちゃんと示しているんです。

これが、すなわち「YESと見せかけてNO作戦」です。

「枕詞」をつけて断ってみよう

「こんなにうまく対応できるかなぁ」と心配な方は、相手を思いやったり、自分の熱意を伝えたりするような「枕詞《まくらことば》」をつけると、実践しやすいかもしれません。

「この状況で着手すると、片手間になってしまいそうなので、かえってご迷惑をおかけしないか心配です」

「全力で取り組みたいので、1週間いただけないでしょうか」

というような具合です。

急に頼まれた仕事を、無理して引き受ける必要はありません。華麗にスルーして、乗り切っていきましょう。

「成功させろ」とプレッシャーをかけられる
「失敗したらどうしよう」とは考えなくていい

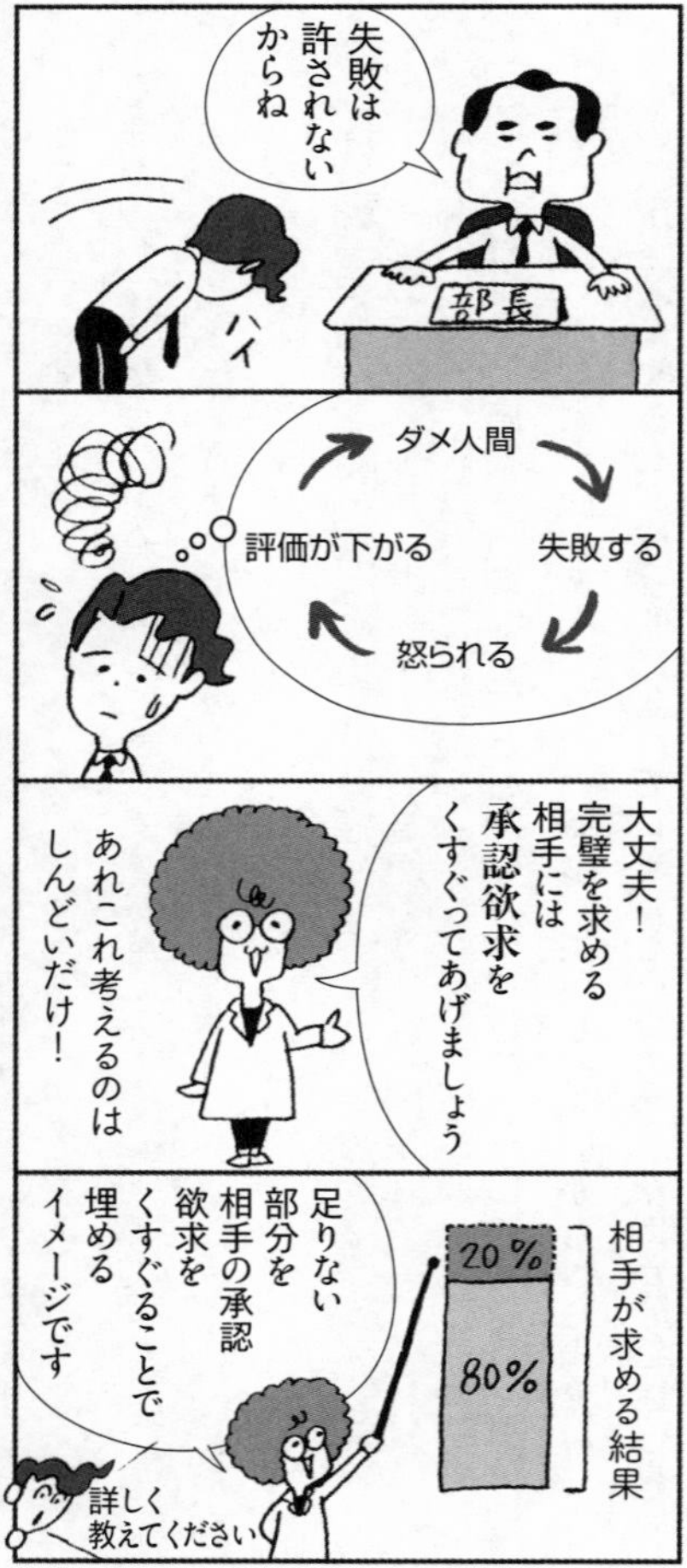
失敗は許されないからね
ハイ
部長
ダメ人間
失敗する
怒られる
評価が下がる
大丈夫！完璧を求める相手には承認欲求をくすぐってあげましょう
あれこれ考えるのはしんどいだけ！
相手が求める結果
20%
80%
足りない部分を相手の承認欲求をくすぐることで埋めるイメージです
詳しく教えてください

完璧を求められると、「失敗したらどうしよう」と怖くなりますよね。

しかも、完璧を求めてきた相手が、「俺はいつも120％で頑張っている。失敗するのは努力が足りていないせいだ」というがむしゃら人間であれば厄介です。決して相手の考え方が間違っているわけではないので、自分の能力に意識が向いてしまうことも多いかもしれません。

でも、自分を追い込まなくていいんですよ。

そもそも、相手に完璧を求める人というのは、「自分は完璧だ」という自負がある人です。自分はちゃんとやっている自信があるからこそ、周りにも同じレベルを求めてしまいます。

もちろん、自分は完璧だと思えるほど頑張っている人は素晴らしいと思いますが、巻き込まれる側は、ちょっと困ってしまいますね。

そして、そういう人の心の奥底には、自分を認めてほしいという「承認欲求」が根づいていることが少なくありません。

だから、同じレベルを要求されてつらいときは、相手の承認欲求をくすぐってあげましょう。

例えば、仕事の成果が相手の望むレベルに達しなかった場合。

「すみません、○○さんならうまくいったと思いますが、自分はまだまだです」という感じで、相手の能力を認めて気持ち良くさせるんです。

相手が求める100に対して80の結果しか出せなかったときに、その差である20を、承認欲求をくすぐることで埋めるイメージです。

相手をおだてて伸ばすというか、いや、もう十分伸びているんでしょうけど(笑)、そういう風に接していくと、相手も「仕方がないヤツだな」という感じで受け止めてくれて、意外とうまく付き合えることがあります。

「相手の承認欲求を満たせて良かった」と考えよう

実は、完璧を求める人というのは、相手がそれをできないことを見越して要求を突きつけている面もあります。

無理な要求をする→相手は完璧にできない→自分に助けを求めてくる→自分のほうが上だと認識できる＝承認欲求が満たされる

深層心理のレベルではありますが、こういうことまで考えているんですよね。

だから、完璧を求める人にプレッシャーをかけられても、失敗を恐れて自分を追い込む必要はありません。

失敗しても、自分を過度に責めるのではなく、それよりも相手に教えを請《こ》うたり、おだてたりすることで「やっぱりあなたはすごいですね」という方向に持っていったほうが気楽です。

「この人の承認欲求を満たす手助けができて良かった」くらいの気持ちでいれば、ＯＫだと思いますよ。

できる同僚に嫉妬してしまう

「なんであいつばっかり……」とは考えなくていい

仕事ができる同僚を妬ましく思ったり、ひがんだりしてしまうことは、ある意味自然なことだと思います。それだけ、その人が一生懸命仕事と向き合っている証《あかし》だからです。頑張っているからこそ、悔しいんです。

また、今後の活力に変換していくこともできるため、そういう思いを抱くこと自体は、全部が全部、悪いことではありません。

でも、ひがみを感じすぎて、相手のすべてを否定するような不健全なエネルギーの使い方をするのはあまり良くありません。仕事の邪魔をしてやろうとか、仲間外れにしてやろうとか、曲がった方向に思考が向くと、自分が進むべき道も見失ってしまいます。

だから、誰かを妬ましく感じたときは、その背景を見てほしいなと思います。

例えば、同僚が上司にしょっちゅう褒められていて妬ましい場合は、なぜ褒められているのかという要因を考えてみてください。

そうすると、同僚は陰でものすごく努力していて、それを上司が知っているからだとわかるかもしれません。見つけた要因がいいことであれば、それを盗んで、真似できるところは真似をすればいいのです。


逆に、背景を探ったところ、単に媚《こ》びるのがうまいだけだとか、自分には受け入れがたいことが褒められる要因だとわかったら、そこは無理に真似をしようとしなくてかまいません。

「俺にはあんなこと、絶対にできない」と考え、相手と自分をしっかり切り離して受け止めてください。

人は人、自分は自分という考えをしっかり持って、自分ができることをコツコツ積み上げていきましょう。

理不尽なことを言われてカチンときた

「すぐに言い返してやる」とは考えなくていい

理不尽なことを言われたときは、めちゃくちゃ怒りたくなるでしょうし、何か言い返してやろうとか、報復してやろうとか、そういうことを考えてしまうこともあると思います。

これは、おそらく誰もが通る道です。

でも、ここで自分の感情をしっかりコントロールしないと、会社の中での立場が危うくなってしまい、下手すると人生を左右する事態にもつながりかねません。

だから、感情のコントロールって本当に大事だなと、常々感じています。

気持ちを収める方法はいろいろあると思いますが、一番手軽で、しかも医師として太鼓判を押せるのは、「タイムアウト法」です。

「タイムアウト法」で怒りを減らそう

簡単に言うと、時が経つのを待つことです。

ただし、じっと待つわけではありません。

ポイントは、体を動かすこと。

トイレへ行ったり、外の空気を吸いに行ったりして気分転換をはかって、怒りをクールダウンさせましょう。


一番やってはいけないことは、自分の席でじっと座っていることです。

相手の顔も見えるでしょうから余計イライラしますし、言われたことが頭から離れず、いっこうに怒りが収まりません。

だから、まずはその場を離れて、体を動かすことがとても大事です。

もちろん、怒りがすぐに0になることはないので、100だった怒りが90くらいになったら御の字です。

具体的には、こんな感じです。

相手「ガミガミ（理不尽な発言）」
自分「……（怒りをぐっとこらえる）」
相手「おい、聞いてんのか！」
自分「ちょっと考えさせてください」（立ち去ってタイムアウト法を行なう）

カチンときても、まずは言葉をぐっとのみ込みましょう。

反射的に何か言い返したくなる気持ちはわかりますが、そこはぐっと我慢するのが得策です。ここで何か言い返すと、相手がさらに反論して関係がこじれるだけですし、火に油を注ぐだけです。

だから、とりあえずいったん、刀は抜かずに納めます。

反論するのは、必ず冷静になってから

とはいえ、無言で立ち去るわけにもいかないと思うので、謝るわけでもなく反論するわけでもない言葉を残して、その場から離れましょう。

「ちょっと考えさせてください」とか「頭を冷やしてきます」とか、そういう言葉でかまいません。

そうすると、相手の言うことを全部のみ込んだわけではないという意思表示にもなりますし、冷静になってから反論する余地を残すこともできます。

その場で感情的になって反論してしまうと、それが正しいことであっても、相手には間違っているとみなされてしまうことがあります。

だから、反論するのはタイムアウト法を行なって、冷静になってから！

怒りにまかせて行動しても、何もいいことはありません。

売り言葉に買い言葉で、さらなるストレスを抱えないようにしましょう。

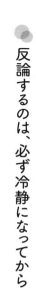

なんとなく苦手な人がいる

「誰にでも笑顔で接しよう」とは考えなくていい

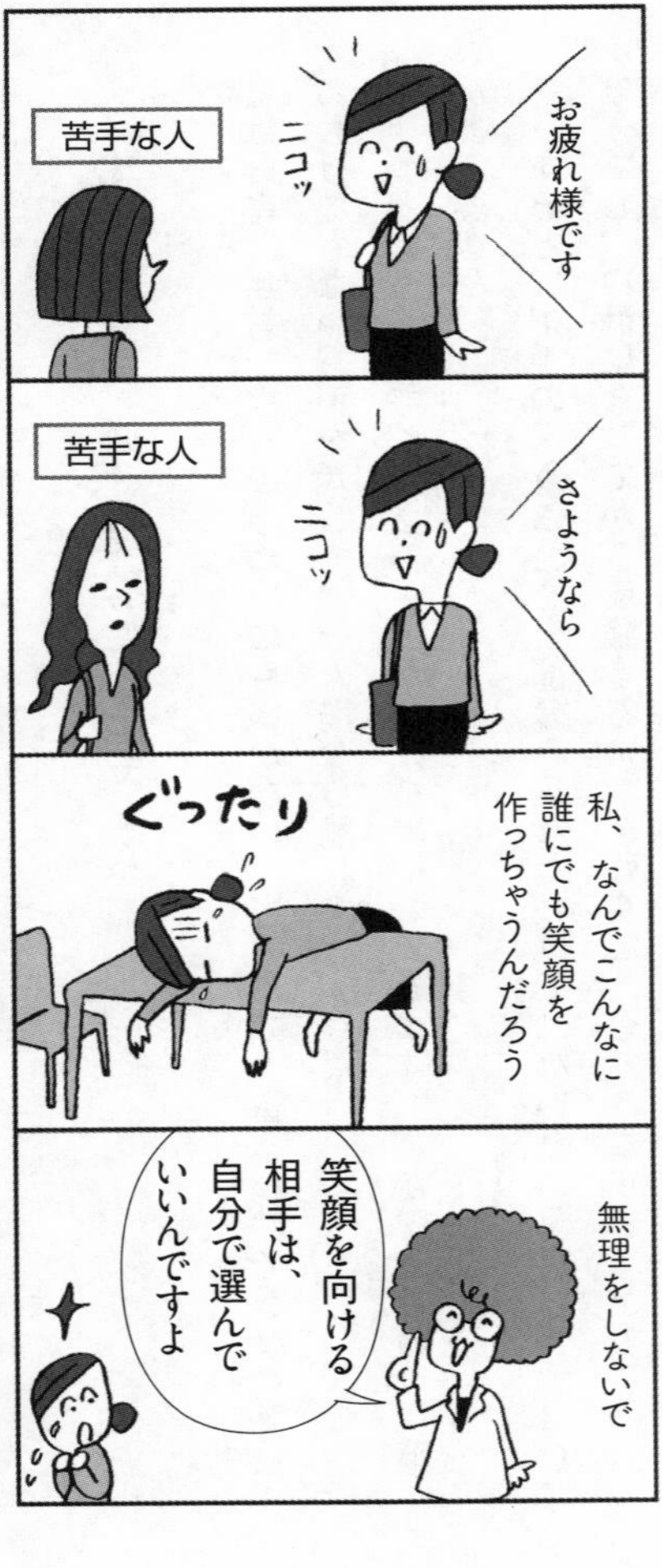
お疲れ様です
ニコッ
苦手な人
さようなら
ニコッ
苦手な人
私、なんでこんなに誰にでも笑顔を作っちゃうんだろう
ぐったり
無理をしないで
笑顔を向ける相手は、自分で選んでいいんですよ

社会人生活を送っていると、気がついたら誰にでも笑顔を向けていることがあるのではないでしょうか。

本当は苦手な人のはずなのに、その人の機嫌をとるために笑顔を作ることがあるんですよね。

笑顔とまではいかなくても、私は温厚ですよという感じで装ったり、心の内とは違う表情を作ったりすることはあると思います。

でもこれって、心が思っていることと、実際にやっていることがチグハグになっていますよね。

それはつまり、自分の脳をだましているということ。そのため、心にかなり負担をかけてしまっているんです。

人間なら誰しも、自分の中で、好き、嫌いという感情は必ずあります。みなさんには、この嫌いという気持ちを、もっと大事にしてほしいのです。

無理して笑顔を作らずに、素直な自分の気持ちを尊重してください。

嫌いだからといって相手を睨《にら》みつける必要はありませんが、無理して笑顔を作る必要もありません。

自分の心にウソをついていると、自分の本当の顔を忘れてしまいます。

笑顔を向ける相手は選んでいい

誰にでも笑顔を作ってしまう人は、自分でも、気持ちに素直になれない自分をイヤだと感じていることがほとんどです。

それなのになぜ、無理して笑顔を作ってしまうのでしょうか？

それは、「私はあなたの敵ではないから、攻撃してこないでね」と相手にアピールしたい気持ちがあるからです。

自分の本当の気持ち、つまり嫌いだと思う気持ちが伝わったら攻撃されるのではないかと、深層心理のレベルで恐れているんですね。

でも、実はこれ、逆効果なんです。

笑顔を向けたり、温厚そうに装ったりすることは、関係を良くしようと相手に一歩踏み出す行為です。

そうすると、相手は自分のほうに一歩寄ってこられたことで、何かしらリアクションを起こします。

引くこともあるでしょうし、逆に押し返してくることもあるでしょう。それが、あなたと相手の関係を良くも悪くも発展させてしまうのです。

だから、なるべく関わりたくない相手に対しては、笑顔なんて作らなくてＯＫ！もっと無表情でいいんです。

笑顔を作って一歩踏み出したり、睨みつけて嫌いな感情を顔に出したり、押したり引いたりすることなく、無表情に徹して０のラインを保ちましょう。

笑顔を向ける相手は、もっと自分で選んでいいんですよ。

自分に対して攻撃的な人がいる

「すぐに会社を辞めよう」とは考えなくていい

産業医である私のもとには、攻撃的な人が嫌で会社を辞めたいという方がたくさん相談に訪れます。

とにかくその場から逃げたい。つらい。会社を辞めたい。そういう思いを抱いている方は、非常に増えています。

攻撃的な人がいたら、このように考えてしまうのは当然ですよね。

心が壊れてしまいそうなら、会社を辞める選択は、大いにアリだと思います。

それなのに、私が「会社を辞めようとは考えなくていい」と伝えたい理由は、すぐに会社を辞める前に、できることがあるからです。

まず、心の持ち方としておすすめしているのは、「お好きにどうぞ」の精神でいること。

嫌なことをされているのに、そんな風に考えられないと思われるかもしれませんが、とにかく無関心で受け流していくことが、心を守るための手段として最も有効です。

例えば、職場で隣の席の人がトイレへ行っても、まったく気にならないですよね。そんな風に、どうぞご自由にという感じで、関心を持たない。何をされても本当に最低限のリアクションしかしない。冷めた反応を決め込む。打っても響かない人になりましょう。

攻撃的な人というのは、相手が反応するから攻撃を強めてくるんですよね。反応があれば揚げ足をとりやすいし、突っ込みどころも生まれます。

だから、「お好きにどうぞ」の精神で放っておくことが、結局相手の攻撃を和らげることにつながるのです。

次に、行動面としておすすめしているのは、「相手が言ったことを復唱する」ことです。

あまりにもひどいことを言われて、ハラスメントをされているなと感じたら、そこを切り取って復唱します。「今、〇〇と言いましたか?」と復唱し、相手に事実確認をしてください。

これをする目的は、相手に自身の発言を気づかせることにあります。こちらがわざわざ指摘しなくても、事実確認をすることで、言いすぎたかもしれないと、相手に自ら悟らせることができるのです。

なお、復唱する際は、相手をヒートアップさせても仕方がないので、冷静に行ないましょう。

「録音キャラ」はけっこうおいしい

それでも状況が好転しない場合は、「録音キャラ」になるのがおすすめです。

「打ち合わせの内容をいつでも聞き返せるように」と言って、スマホやボイスレコーダーで相手の発言を記録しましょう。

もちろん、本当に録音しなくてもかまいません。わざと机の上にスマホやボイスレコーダーを置いておいて、ちらちら見る。つまり、録音できているのか確認しているふりをするだけでも十分です。

記録されるかもしれない、証拠を握られるかもしれないとなると、やっぱり攻撃的なことは言えなくなるものです。そのため、「あいつは記録をとっている」という録音キャラに徹することは、けっこうおいしいのです。

でも、相談者の方に録音キャラをすすめると、「録音キャラはたしかに有効だと思いますけど、それはそれで浮きませんか？」と言われることがあります。

しかし、それを気にしてはいけません！

自分を守ることが第一です。

心を傷つけられるくらいなら、浮いているほうがマシだと思います。

産業医やクリニックを頼れていますか

もし、今お伝えしたいろいろな手段を駆使しても、状況が変わらない、どうしてもつらいという場合は、最後にもうワンアクション起こしてみましょう。

ぜひ、産業医を一回挟んで会社に相談してみてください。

部署の異動や休職をしたくても、会社側と交渉することって、けっこうハードルが高いですよね。

さらに、従業員が自分で「あの人のせいで体調が悪いから部署を替えてほしい」と会社の人に言っても、メンタルケアの知識が乏しい会社であれば「みんなそんなもんだよ」と、軽く流されてしまうことがあります。

だから、間に産業医を挟みましょう。

「今、この人は精神面で不調を抱えているので、医療面からすると、○○や△△などの対処をされると良いですよ」という風に、第三者的立ち位置であり、なおかつ医療のプロである産業医に会社の背中を押してもらうんです。

もちろん、会社は産業医の意見を絶対に聞かないといけないわけではありません。あくまでもアドバイスなので、希望が100％通る保証はありません。

けれども、産業医目線で背中を押されたほうが、会社も圧倒的に動きやすくなると思います。


「そもそも、うちの会社に産業医なんていたっけ？」と思っている方もいらっしゃるかもしれません。

基本的に、従業員が50人以上の会社には産業医がいて、1か月に1回くらいの頻度で訪問していることが多いです。私自身は現在、30社ほどを担当していて、それぞれの会社に月に一度の頻度で伺っています。

さらに、従業員が1000人以上の会社には、専属の産業医がいます。席も決まっていて、毎日その会社にいます。

いずれにしても、産業医とアポイントをとる場合は、総務や人事の方が産業医の日程を管理していることが多いので、その方を通して相談するようにしましょう。

産業医がいない場合は、精神科や心療内科で診断書をもらって、会社に体調が悪いことがわかってもらうようにすればいいと思います。

精神科と心療内科の違いは、ほとんどありませんが、学問的には若干異なります。精神科は、心を扱う科です。症状としては、不安、イライラ、気分が落ち込む、不眠、幻聴が聞こえるなど。

一方で、心療内科は、ストレスが原因で現れる体の症状を診る科です。症状としては、ストレスで動悸《どうき》がする、吐き気がする、下痢が続くなど。

ただクリニックの名前だけでは、精神科なのか心療内科なのか、なかなか判断できません。なぜなら、患者さんが来院しやすいように、「精神科」ではなく「心療内科」と謳っているクリニックが多いからです。

いずれにしても、どちらを受診してもほとんど同じなので、ご自身が行きやすいクリニックを選んでいただければと思います。

平気でウソをつき、約束を破る人がいる

「どうにか態度を改善させよう」とは考えなくていい

やると言ったことをやらなかったり、遅刻をしたときにあからさまな言い訳をしたり、時間を守らなかったり。

世の中には、平気でウソをつく人がいます。

ウソつきの人は、ウソをつく生活に慣れてしまっているので、それが悪いとも思っておらず、反省することもほとんどありません。

精神医学的にみると、「ウソつきの人＝精神的に未熟な人」です。

人間には、快楽原則というものがあります。

快楽原則とは、不快に感じることは避けて快楽を求めることです。

例えば、子どもが「宿題が終わってからゲームをする」と親と約束していても、やっぱり勉強はしたくないから、ついついゲームをしてしまうことがあります。これは、快楽原則によるものです。

でも、そんなことをしていたら当然親から怒られます。そして、それは良くないことなのだと自分でも少しずつ学んでいきます。

その結果、我慢を覚え、快楽原則だけでは生きていけないことを自覚して、行動を修正することができるのです。

ところが、その修正する機会が乏しいと、未熟なまま育ってしまうことがあります。宿題の例で言うと、約束を破ってゲームをしていても親から叱られなかったことで、反省するチャンスを失い、いつまでも快楽を優先してしまうようになるのです。

このように育てられていると、自分の快楽を守るためにウソや言い訳ばかりつく人間になってしまうケースが多く見られます。

「ウソをつくと厄介な人」になろう

残念ながら、ウソつきは直りません。

だから「態度を改善させよう」と、考えるのはやめましょう。

もちろん、ウソをつかれるとめちゃくちゃ腹は立ちます。けれども、ここで大切なのは、ウソをつかれたときに自分で自分をどう守るかです。

まずは、言った言わない論争にならないように、記録を残す必要があります。

そのため、相手との連絡は原則メールや文書にしましょう。もし、すでに過去に巻き込まれたことがあるならば、「前回と同じようなトラブルにならないように、こうしておきましょう」と牽制《けんせい》しておくのもいいですね。

さらに、くだらないウソをつく人に対しては、「この人にウソをつくと厄介だ」と思わせることが大切です。

例えば、「電車が遅延して遅刻しました」が常套句《じょうとうく》の後輩がいる場合。

後輩「すみません、電車が止まっていて遅刻しました」
自分「何線？」
後輩「……JRです」
自分「どうして止まっているのがわかった時点で連絡してこなかったの？」
後輩「バタバタしていたので」
自分「でも、電車が止まっていたら乗れないんだから、余裕はあるでしょう？」
後輩「……」

こういう風に具体的に追及していき、「この人にウソをついたら追い詰められるから厄介だな」と思わせましょう。

時間を守らない人には「制限時間」を伝えておく

時間にルーズな人がいると、イライラすると思います。

友達ならまだしも、相手が仕事上の付き合いの人だと、文句を言うわけにもいかず、モヤモヤして消化不良が起こることもあるのではないでしょうか。

ですから、対策としては最初が肝心。

集合時間を決める段階で、制限時間も伝えておきましょう。

例えば、16時に駅で上司と待ち合わせて取引先へ向かう場合は、次のように宣言しておきます。

「もし、なかなか落ち合えない場合は、16時10分になったら先に向かっています」

また、いつも遅れてくる人のせいで会議がダラダラ延びている場合は、開始の時点でこう言っておきます。

「次の約束があるので、15時に私は失礼します」

こうやって終わりを明確にしておくと、いくら会議が進まなかったとしても、それはもうその人の問題です。

そこから先は知ったこっちゃないと、放っておきましょう。

同僚が仕事で悩んで落ち込んでいる

「自分もうまくいかないかも……」とは考えなくていい

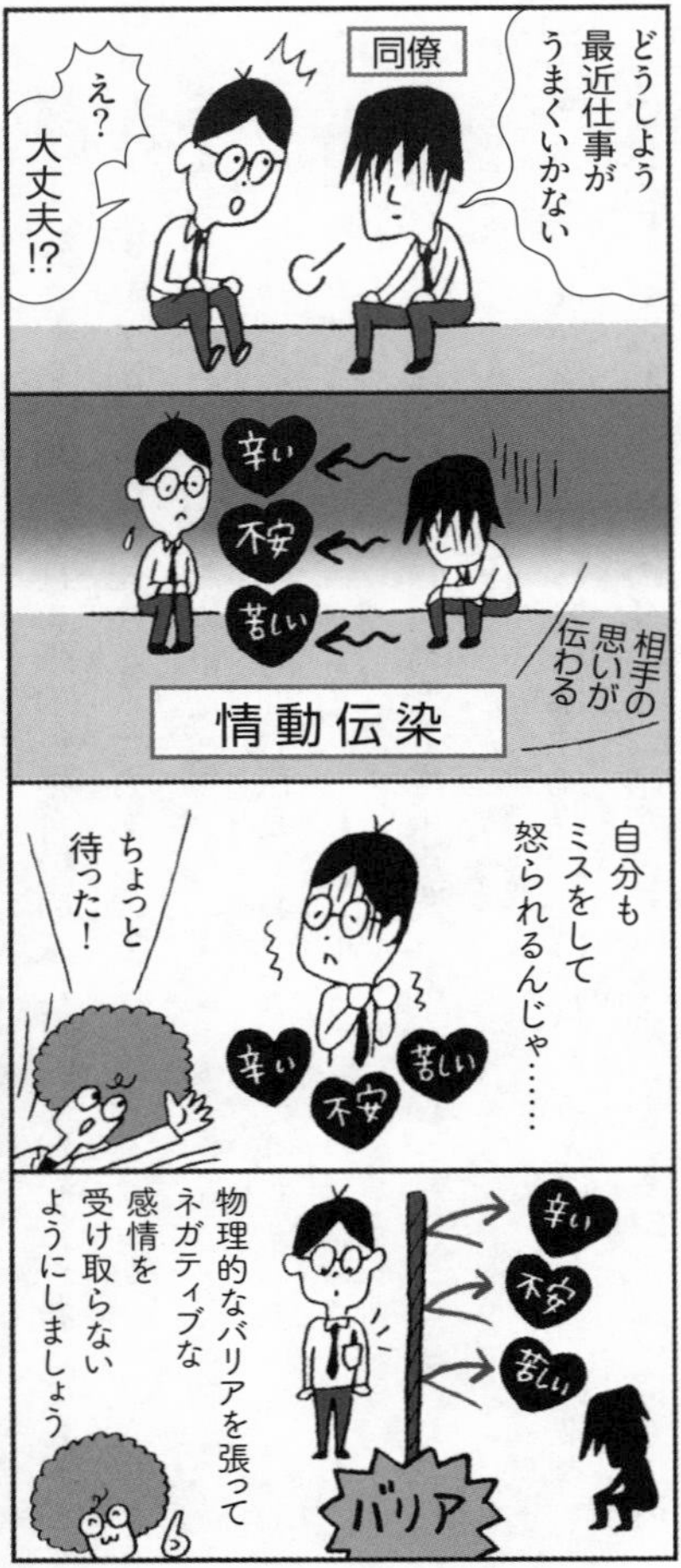
同僚
どうしよう
最近仕事が
うまくいかない
え？
大丈夫!?
辛い
不安
苦しい
相手の
思いが
伝わる
情動伝染
自分も
ミスをして
怒られるんじゃ……
辛い
不安
苦しい
ちょっと
待った！
辛い
不安
苦しい
バリア
物理的なバリアを張って
ネガティブな
感情を
受け取らない
ようにしましょう

誰かが笑っていると、つられて笑ってしまったり、悲しいニュースを聞くと胸が痛くなったりすることはありませんか？

これは人間ならではの現象で、「情動伝染」と呼ばれています。音叉《おんさ》が共鳴し合うように、気持ちが人から人へ移っていくのです。

バラエティ番組などで笑い声を足しているのは、この効果を狙ったものだと思います。また赤ちゃんも、こちらが笑顔でいると、意味はわかっていないはずなのに笑ってくれますよね。

この情動伝染は、人によって伝わり方に差があります。生まれつき強い方もいますし、弱い方もいます。

特に、ＨＳＰ（Highly Sensitive Person）と呼ばれる、繊細な気質を備えている人は、情動伝染も強い傾向にあります。

情動伝染が強い人は、相手のネガティブな気持ちを自分のことのように受け取ってしまいます。いろいろな人の気持ちを、自分ごとのように受け止めるのは、とてもしんどいですよね。

だから、それを防ぐためには「バリア」を張ることが大切です。

胸ポケットにペンを差してバリアを張る

バリアとは、すなわち境界線のことです。

いろいろな感情が自分に流れ込んでこないように境界線を引いて、あなたはあなた、自分は自分というバリアを張るんです。

私は精神科医や産業医として、精神的に落ち込んでいる方々と接する機会が多くあります。

そのため、あまりにも無防備でいると、患者さんや相談者の方々の感情にのみ込まれてしまいそうになることもあります。そうすると、医師として冷静な判断が下せなくなってしまうため、診察中や面談中にはバリアを張っています。

方法はとても簡単。

胸ポケットにペンを差すだけです。

そのペンが、私にとってのバリアなんです。

バリアは、必ずしもペンである必要はありません。

机に置いているペンケースやティッシュケース、ネックレスなど、なんでもかまいません。

要は、「これが自分のバリアだ」と思って、そこから先は相手の感情が押し寄せてこないように意識をすることが大切です。

以前はコロナ感染対策で、オフィスのデスクにもアクリル板が設置されていましたよね。あれは、情動伝染を防ぐという意味においては非常に有効でした。

ですから、感情を受け取りやすい人は、ぜひバリアを張って他の人の気持ちを感じ取りすぎないように意識してみてください。

他の人のネガティブな感情に翻弄《ほんろう》されて、自分の気持ちまで沈ませる必要はありません。

あなたは、あなたの心とだけ向き合っていればいいんですよ。

職場に空気を読めない人がいる

「気持ちを顔に出してはいけない」とは考えなくていい

空気を読めない人がいると、誰でもイライラしたり、モヤモヤしたりしますよね。

それは自然な感情なので、無理に心の内に押し込める必要はありません。

「顔に出すと悪いかな」「イラッとしているのが伝わると余計に場の空気が悪くなるかな」などと気を遣って、スルーする必要はないのです。

私はむしろ、堂々と伝えていけばいいと思います。


空気を読めない人がしてしまうミスは、大きく2つあると思います。

ひとつは、マナー違反。

もうひとつは、誰かを傷つけるような行為です。

マナー違反に関しては、私もよく目にします。

先日、実際にあったのは、産業医面談をしていたときのことです。

休職するかしないかという相談をするため、相談者、相談者の上司、私の3人で話し合っていたのですが、上司の方のスマホに、しょっちゅう通知がくるんですよね。ブルッとなるとスマホをいじってチェックする。またブルッとなるとスマホをいじる。

とても大事な話し合いをしていて、重たい空気が流れているにもかかわらず、おかまいなしにスマホを触る。

電源を切っておいてくださいとは言いませんが、電話ではありませんし、そんなに急いでチェックしなくてもいいのではないかなと思いました。

多分、この人は商談中でもスマホを見てしまうのでしょう。

こういう、空気の読めないことからくるマナー違反に対しては、「あなたが損をしないために、マナーを合わせていったほうがいいですよ」と、伝えたほうがいいですね。

気を遣ってスルーしていても状況は何も変わりませんし、本人は自分が間違ったことをしているとはまったく思っていません。そのため、しっかり伝えてあげたほうが親切です。同じ職場の人にとっても、本人に自覚してもらったほうが、断然ラクになります。

「Iメッセージ」で指摘しよう

もうひとつの、誰かを傷つけるような行為についても指摘することが大切です。
ただ、この手のタイプの人に指摘する際は、主語を使い分けるのがポイント。
相手を主語にするのではなく、自分を主語にして伝えましょう。
×「あなたは、そういうところがダメなんだよ。ちゃんと空気を読んで！」
◎「あなたの今の言葉、私はすごく傷ついたよ」
相手を主語にすると、相手はそれに応酬しようとするので、必ずケンカになってしまいます。

ですから、自分（I《アイ》）がどう感じたかという「Iメッセージ」で伝えましょう。

今の時代は、自己がかなり尊重されています。そのため、TPOをわきまえない服装をすることで自分らしさをアピールしたり、あえて空気を読まずに意見をストレートに伝えたりしたほうが、裏表がなくていいのではないかと思っている人もいます。

しかし、それと人を傷つけていいことはイコールではありません。

たとえ相手がそういう主張をしてきたとしても、それはまた別の話。ちゃんと自分を守るためにも、気持ちを伝えて指摘することが大事です。

社会の一員であり、会社という組織に属しているからには、守るべきルールやマナー、秩序があります。そこに合わせられないなら、一人で生きていってくださいという話になりますし、結局損をするのはその人なので、空気を読めない人に対しては、ちゃんと伝えてほしいと思うのです。

ありがた迷惑な人がいる

「おせっかいを断ると悪いかな」とは考えなくていい

おせっかいな人は、意外と厄介です。

ほとんどの場合、本人に悪気はなく、むしろ親切心で行動しているので、言ってきたことをむげに断るのは悪いと考える人が多いのではないでしょうか。

おせっかいな人は、自分の考えが確実に正しいと思っているからこそ、アドバイスをしてきます。自分がなんとかしてあげたい、正してあげたい、その一心です。

まさか相手が嫌がることをしているとは、つゆほども思っていません。

つまり、おせっかいな人は、少し歪んだ正義感を持っているのです。

そのためか、おせっかいな人が身近にいると、対応に困ってしまいますよね。

下手な受け答えをすると相手を傷つけてしまうので、仕方なく相手のアドバイスを受け入れてしまうことも多いかもしれません。
でも、「断ると悪い」とは考えなくていいんですよ。
自分が素直に感じた嫌だという気持ちを押し殺す必要はありません。「ほんと、面倒くさいな」「放っておいてほしいな」と思って当たり前なのです。

おせっかいな人に対応するときのポイントは3つあります。

①まずは感謝の言葉を述べる
②次に自分の気持ちを伝える
③最後に少し迷惑している雰囲気を出す

具体的にはこんな感じです。

上司「家に閉じこもっていると体に悪いよ。今度マラソン大会に出るんだけど、一緒にどう？」

自分「お気遣いありがとうございます」……①
上司「じゃ、君の分もエントリーしておくよ」
自分「いえ、せっかくですが、走るのは苦手なので遠慮しておきます。週末にウォーキングはしているので大丈夫です」……②
上司「え〜？　週末に歩くだけじゃダメでしょう。食事もコンビニ弁当ばっかりだよね？　そんなんじゃダメダメ。そうだ、妻の実家から送られてきた野菜がたくさんあるから、明日持ってきてあげるよ」
自分「料理はしませんので……（困り顔）。自分のことは自分でなんとかしますので大丈夫です（きっぱり）」……③

まずは相手の心遣いに感謝をして、自分の気持ちを伝える。そして、もうこれ以上踏み込んでこないでほしいというニュアンスを出す。

この3ステップで断ると、相手に失礼になることはありません。

ただ、残念ながら、おせっかいな人の干渉を今すぐにやめさせることはできません。くり返し断って、思い通りにいかないという経験を相手に積み重ねてもらうことが大切です。

主語を「everyone」にすると断りやすい

コロナ禍以降、在宅ワークが普及したことによって、会社の人がより一層プライベートに踏み込んできて困っている、という話を聞くことが多くなりました。

例えば、最近寄せられた相談に、こんなものがありました。

相談者の女性が、男性の上司とオンライン会議をしていたときに、こう言われたそう。

「室内干しの服が見えているから、しまったほうがいいよ」

女性は、「なんだこいつ」と思ったと言います。

でも、上司からすると、きっと親切で教えてあげているんですよね。たしかに、妥当な注意だと思う反面、わざわざそこに触れなくてもいいような気もします。相手の受け止め方によってはセクハラになるので、これは非常に難しいところです。

こういうセンシティブなやりとりの場合は、主語を everyone にしてNOを突きつける方法をおすすめします。

先ほどの室内干しのケースでは、

「そういうことを言うと、女性社員全員を敵に回しますよ」

のように、主語を「私」ではなくて「女性社員全員」にするのです。

主語をIではなく everyone にして、大多数の意見として伝えると、拒絶がオブラートに包まれて攻撃的になりません。

ちなみに、オンライン会議の背景問題については、首を突っ込まれないように自分で予防策を講じておくことも大切です。背景を加工したり、白壁をバックにしたり、布をたらしておいたり、できることはいろいろあります。

嫌だなと思うなら、自分で対策をする。もちろん、それが大前提です。

余計なひと言が多い人にうんざり

「なんでそんなこと言うの……」とは考えなくていい

世の中には、ひと言多い人が存在します。

相手から余計なひと言を浴びせられると、「わざわざそれを言う必要はあるのかな?」「なんでそんなことを言って自分を不快にさせるんだろう」などと、気持ちがどっと落ち込んでしまうのではないでしょうか。

余計なひと言は、不意に発せられることがほとんどです。

相手がもともと知っている人で、自分に攻撃してくる恐れがある人だとわかっていれば、身構えることができるでしょう。しかし、そうでない場合は、まともに攻撃をくらってしまいます。身構えていない分、ダメージが大きいのです。

私も、たまにそういう方に遭遇します。

担当している企業で、健診結果の悪かった方をお呼びしたときのこと。血圧が非常に高かったため、生活習慣を改善してもらうためにいくつかのアドバイスをした後、相手がひと言。

「先生も、これでお金をもらってますもんね」

少し「ん？」と思いましたが、たしかにその通りなので否定はしませんでした。

こういう発言をする方にも、いろいろな理由はあると思うんですよね。

健診結果が悪いのはもう数字として出ているので、自分で見ればわかります。それなのに、わざわざ呼び出されて、「ああしろこうしろ」と言われると気分が悪くなるのは、なんとなくわかります。自分がわかっていることを人から指摘されるのは、腹が立つでしょう。だから、何か攻撃的なひと言を発することで、立場を同等にしたいという心理が働いているのかもしれません。

あとは、こんなこともありました。

私はそれほど洋服にこだわりがないので、白衣も着ずに、ほぼ私服の状態でみなさんの前に出ることが多いのですが、それを見た会社員の方から、

「医者なのに、ユニクロなんて安物の服を着るんですね」
とひと言。いや、さすがに「安物」はいらないでしょう、と思いました（笑）。

距離をとって、正面から受け止めない

私は精神科医なので、精神的に不安定な方と接することには慣れていますし、いろいろな言葉を聞くことで、相手の状態を知ることもできます。だから、余計なひと言を発する人に出会っても、それほど気にはしません。

しかし、身近にこのような人がいて、ストレスに感じている読者の方もいらっしゃるでしょう。そういう場合は、距離をとるのが一番です。余計なひと言を発する人は、今後も変わりません。未来永劫、不意に攻撃をしかけてきます。

だから、「なんでそんなこと言うの……」と真正面から受け止めて、イライラしたり、自分を顧《かえり》みたりするのはエネルギーの無駄遣いに他なりません。なるべく関わらないようにして、放っておくのが一番ですよ。

職場の人間関係の輪に入れない

「自分はコミュニケーション能力がない」とは考えなくていい

私のもとには、次のような相談がたくさん寄せられます。

□職場のみんなが何かの話題で盛り上がっていても話に入っていけない
□3人以上になると、うまく会話できない
□誰かがランチに誘ってくれても、気疲れしそうだから断ってしまう

こういうことに悩んでいる方は、「どうせ自分はコミュ障（コミュニケーション障害）だし」「ノリが悪いと思われているんだろうな」などと考えて、気分を落ち込ませてしまうことがあります。

そもそも「職場の輪に入れない」と悩むのは、輪に入らなくてはいけないという

気持ちがあるからです。

でも、自分らしさを失ってまで、輪に入る必要はあるでしょうか。

自分のペースを守ることは、とても大切です。

だから、無理してみんなのノリに合わせて、しんどい思いをしなくていいんですよ。人は人、自分は自分という切り分けをしていきましょう。

それに、仕事をコツコツこなして結果を出せば、人は勝手に寄ってくるものです。

まずは目の前の仕事に集中しましょう。

輪に入りたい場合は、「名前＋あいさつ」の法則

「本当は輪に入りたいのに、入れない自分が嫌いです」という方もいます。

そういう場合、私は強力な武器を授けることにしています。

それは、あいさつです。

「え、普通じゃん」と思われるかもしれませんが、恥ずかしがって、しっかりとあ

いさつができない人は意外と多くいます。

特に「○○さん、おはようございます」という、「名前＋あいさつ」は最強です。これをくり返していくと、どんどん心の距離が近づいていきます。少し慣れてきたら、さらにちょっとした相談をしてみましょう。距離がぐんと縮まりますよ。

ポイントは、この方法によって信頼関係が積み重なっていくことです。


例えば、職場で3～4人が「ランチに行こう」「どこにする？」と盛り上がっていたとします。

その輪にいる人たちと信頼関係が築けていれば、勇気を出して「私も行く～！」と駆け寄ることができるかもしれません。

でも、さほど親しくない状態でそれをすると、「輪に入る」というよりは、「割って入っている」ような状態になってしまいます。

つまり、急に距離を詰めすぎないことが大切なのです。

だから、まずは「名前＋あいさつ」で距離を縮めて、さらに相談などをして信頼関係を積み重ねていくことをおすすめします。

輪に入りたくない場合は、いつでも使える断り文句を

反対に、無理して輪に入るつもりはないけど、誘われたときにうまく断れなくて困っている、という方もいます。

よくある相談は、「飲み会の誘いを断りにくい」ということ。

流行したコロナの影響で、大勢での飲み会は見直されつつありますが、逆に言うと、このような時代でも強引に誘ってくるということは、相手は相当なツワモノです。押しの強い人が大半だと思うので、余計に断りにくいかもしれません。

そうなると、

相手「今晩みんなで飲みに行くよ。○○さんも行くよね？」

自分「あ～、今日ですか……」

相手「え、なんか用あるの？」

自分「いや、今日はちょっと……」
相手「えー、いいじゃん行こうよ！　みんな行くし」
自分「……わかりました、じゃあ少しだけ」

こんな感じで押し切られるのが目に見えています。

このやりとりで分岐点となったのは、相手に「なんか用あるの？」と聞かれた後の返答です。

例の会話では、急なことでドギマギして、うまく断ることができませんでした。でも、あそこでしっかり意思を示しておけば、無理に誘われずに済んだのです。

だから、参加できない理由を事前に用意しておきましょう。

「家族と予定があるので参加できません」「少し体調が優れないのでやめておきます」など、いつでも使える言い回しを自分の中に持っておきましょう。

ちなみに、私のおすすめは「すみません、今日荷物が届くんですよ」です。これを言ってよく、さっさと帰っています（笑）。

参加、不参加の基準を決めておこう

あと、最初から全部断ると決めておくのではなく、参加・不参加の基準を定めておくのもいいですね。

□3回誘われたら、そのうち1回は参加する
□翌日が休日の場合は参加する
□接点のない人が3人以上いる場合は参加する

……など。

大切なのは、誘われてからあれこれ考えるのではなく、あらかじめ自分なりの道筋を作っておくことです。

ただ、断るにしても、誘ってくれたことに対しては感謝の気持ちをしっかり伝えましょう。自分のペースを守ることが大事だとはいえ、最低限の礼儀は必要です。

あいさつをしたのに無視された

「嫌われているのかな……」とは考えなくていい

あいさつを無視されると、悲しくなりますよね。

無視をされた衝撃は強く、「嫌われているのかな」「なんか悪いことしたかな」などと、不安な気持ちが駆け巡ることでしょう。

それは、ある意味自然なことなので、「考えなくていい」と言うのは少し酷かもしれません。

でもやっぱり、考えなくていいことなのです。

相手の反応にいちいち振り回されないために、自分と相手を切り離して考えてみましょう。

こちらはたしかにあいさつをしましたが、それにどう反応するかは相手の問題だと考えるのです。投げて相手の領域に入ったボールは、相手のものです。

もしかしたら相手は寝不足なのかもしれないし、具合が悪いのかもしれません。

だから、相手のことにまで踏み込まなくていいのです。


とはいえ、何度も無視をされると、さすがに心が折れそうになると思います。最初は、聞こえなかったのかなと思って自分を励ましていたとしても、ずっと無視されると、心の平安を失います。

「もうあの人に、あいさつするのはやめよう」と思うようになってしまうかもしれません。

しかし、あいさつをすることは間違いなく正しいことです。

あいさつをしないことによって、相手につけ込まれる恐れだってあります。

そんなリスクを背負うよりは、たとえ無視されたとしてもあいさつをして、「自己正当性」を高めていきましょう。

正しいことをしているという事実が、最終的にあなたを守ってくれますよ。

噂や悪口が好きな同僚がいる

「自分も陰口を叩かれるかも」とは考えなくていい

噂好きな人、悪口を言う人は、どこにでもいます。

仕事に関係がない、誰が何をしたというような噂話を持ちかけられると、巻き込まれたくないと考えるのが一般的でしょう。その話に参加するだけで、共犯者になってしまったような、後ろめたい気持ちになりますよね。

でも、それと同時に「無視をすると、今度は自分が陰口をたたかれるかも」という考えも頭をよぎるのではないでしょうか。

しかし、そんなことは考えなくても大丈夫です。

噂話にのっかるほうが信用を落としかねません。その人からたとえ疎《うと》まれても、それはそれでかまわないのです。

噂話はせずに、その人から嫌われるか。

噂話をして、会社の全員から嫌われるか。

こう考えると、噂話をする人から嫌われたほうがマシではないでしょうか。


では、噂話を持ちかけられたときは、どのように振る舞えばいいのでしょうか？

そもそも噂好きな人は、自分が悪いことをしているとは、つゆほども思っておらず、むしろいいことをしているような感覚でいることがあります。「自分は、誰かの秘密を教えてあげている」と思っているのです。

そのため、噂話を共有した相手には、「何それ、知らなかった！」というように、喜んで盛り上がってくれることを期待しています。

だから逆に、そんな反応はせず、肩透かしをくわせるのが正しい対処法です。「へーそうなんだ」という感じで、まったく関心がないように振る舞いましょう。

相手の期待と異なるリアクションをとっていると、巻き込まれることも自然と減りますよ。

相談されてもうまくアドバイスできない

「悩みを解決してあげたい」とは考えなくていい

悩みを打ち明けられたり、相談事をされたりすると、「何かいいことを言って解決してあげたい」と思うのが、当たり前でしょう。

でも、無理にいいことなんて言おうとせずに、ただ、「うん、うん」と話を聞いているだけでも、相談者にとっては十分な助けになるのです。

私がそれを学んだのは、精神科医として初めて勤務した病院での、ある医師との出会いからでした。

私の恩師である、大阪府・国分病院の木下秀夫先生からは、「困っている人を助けるとはどういうことか」を、一から教えていただきました。

木下先生は、医者として病気を治すこと以前に「困っている人がいたら自分から声をかける。そしてその中で、自分が医者としてできることをする」という考えをお持ちの方です。

そういうスタンスなので、精神科医らしくないし、医者っぽくもありません。

もちろん薬で治療することもありますが、困っている患者さんには、まず話を聞きますよという姿勢で寄り添われるんです。

私が最初に衝撃を受けたのは、当直をご一緒したときのことです。

その日は、深夜3時に自殺未遂をした方が運び込まれてきました。

実は自殺未遂をした方が深夜に搬送されてきた場合は、対応の流れが決まっています。そのまま帰宅させると同じことをしてしまうので、入院の手続きを取って、その日はカギのかかる部屋に入ってもらうのが決まったパターンです。

当時の私も新人医師とはいえ、すでに他の先輩医師たちと何度も当直を経験していたので、おおよその流れは把握していました。

ところが、木下先生はまったく違いました。

入院の手続きをなかなか取ろうとせず、運び込まれてきた方の目をしっかり見ながら、延々と話を聞くんです。

医者も人間なので深夜は眠くなりますし、決まった流れもあるわけですから、それに従うのが普通だと思っていました。

でも、木下先生は「そうかそうか」「大変だったね」と、結局2時間くらい話を聞いていらっしゃいました。それが、木下先生にとっての当たり前だったのです。

どうしても医者は「治してあげましょう」という感覚に陥りやすく、悪く言うと、自分が医者であることに自惚《うぬぼ》れている節があります。話をろくに聞きもせず、「薬をあげるから、飲んでごらん」という思考になりがちです。

でも、本当は、その前にもっと大切なことがあるんですよね。

困っている人がいたら「どうしたんだ、大丈夫か」と声をかける。

その人が悩んでいることをひたすらに聞く。

これこそが、人を助けるということの根本なのでしょう。

医者はそこが抜けてしまって、治療をすることに重きを置いてしまう傾向があります。

だから、私自身も木下先生から教えていただいた「困っている人を助けるとはどういうことか」を常に胸に留めて、患者さんと接するように心がけています。

やっぱり、話を聞いてもらうだけでも、人はすごく救われます。

そしてこれは、医者に限らず誰にでもできることです。

だから、誰かに相談をされたときに、「何かいいことを言わなきゃ」なんて気張らずに、ただ話を聞いてあげてください。それだけで、その人はきっと救われます。

急激に回復する人は、逆に心配!?

とはいえ、深刻な悩みを抱えていた人が急激に回復した場合は、むしろ注意が必要です。

それは、救助者から距離をとろうとしている可能性が高いからです。

精神科医たちも、そこにはすごく注意しています。

例えば、定期的に通っていた患者さんから「ありがとうございました。良くなりました」と言われた場合。額面通りに受け取って「それは良かったですね」とポジティブに捉えてしまうことがあります。

でも落ち着いて考えてみると、何十年も悩んでいた人が、どうして急に治るんだろう、という疑問が浮かびます。

そういう人は、実はすでに自殺を決意しているケースが多いです。身辺整理をしていたり、すでに遺書を書いていたりします。

ですから、常識的には考えられないスピードで不調から回復することは、危険な兆候です。悩んでいた人が、心配してくれる人から距離をとって、交流を避けるようになった場合は、治療が必要な域に達していることがあります。手遅れになる前に、精神科医や産業医にかかるようにサポートをしてあげてください。

第2章

「職場」で考えなくていいこと

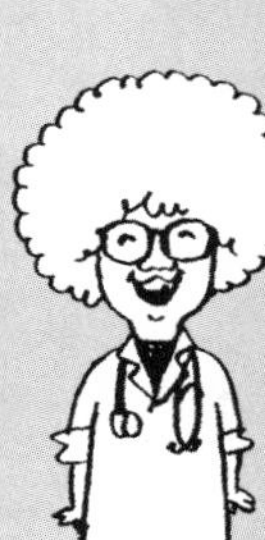

上司から頻繁に電話や連絡がくる

「いつでも電話に出なければいけない」とは考えなくていい

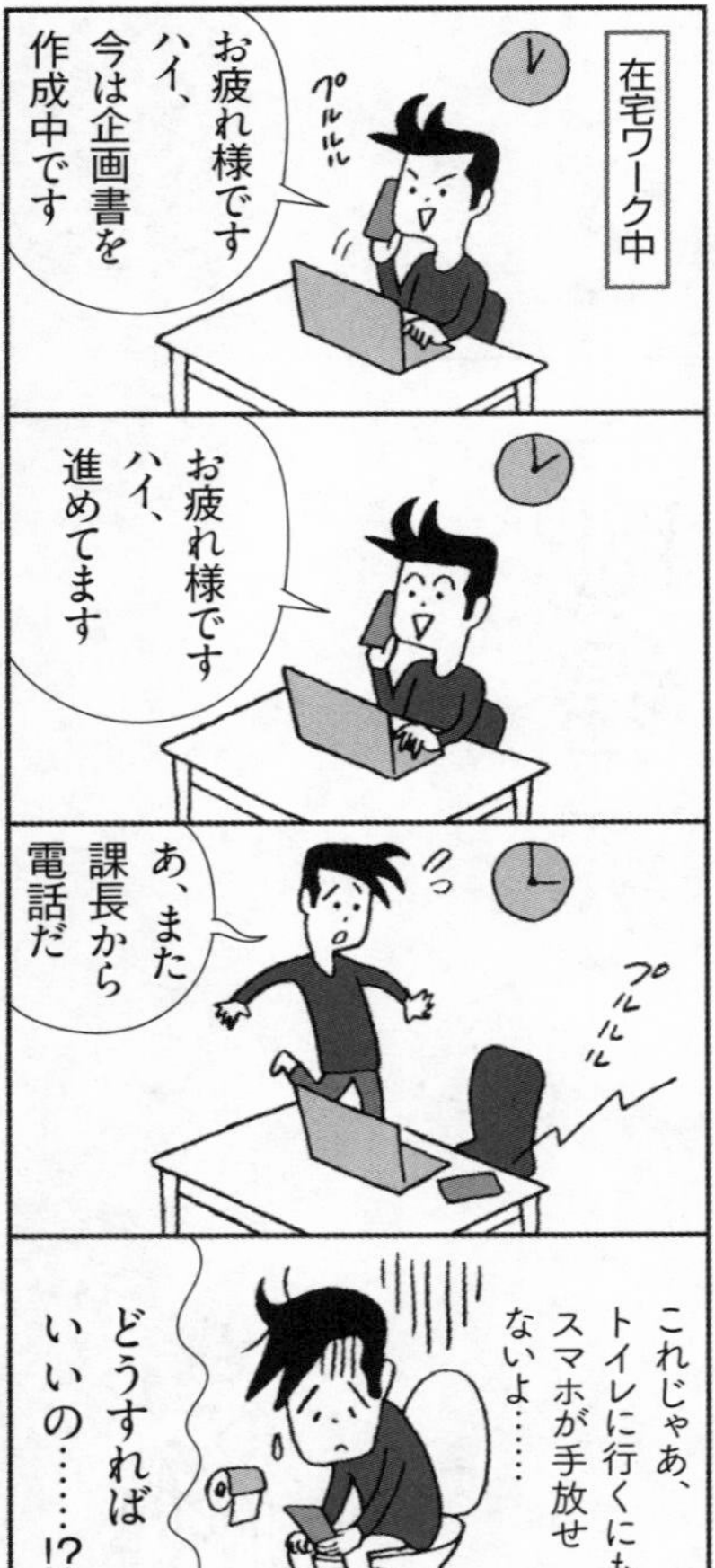

在宅ワーク中
プルルル
お疲れ様です ハイ、今は企画書を作成中です
お疲れ様です ハイ、進めてます
あ、また課長から電話だ
プルルル
これじゃあ、トイレに行くにもスマホが手放せないよ……
どうすればいいの……!?

在宅ワークのあるある問題として、真っ先に挙げられるのがこの悩みです。

オフィスにいれば、働く姿を見せ合うことができますが、在宅ワークになるとそうはいきません。そのため、私が担当している会社の中には、1時間おきに業務の進捗を報告させているところもありました。

もちろん、すぐにやめてくださいと伝えました。

こまめに進捗を報告させられたり、頻繁に連絡がきて状況を確認されたりするのは、大きなストレスです。ずっと監視されているようなものなので、ちょっとした休憩も取りにくくなってしまいます。

私が面談をした方の中には、「電話に出られなかったらサボっていると思われそうで、トイレに行くときもスマホが手放せません」という方もいました。とにかく、電話に出られなかった事実を作りたくないと言うんです。

気持ちは大変よくわかります。

電話に出られなかったら、後で何を言われるかわかりませんし、サボっていると判断されて、評価を下げられるのではないかと不安になってしまうこともあるでしょう。

でも、「いつでも連絡をとれるようにしておかなければ」と考えていると、まったく気持ちが休まらないですよね。

だから、あまり気にしないでください。

そもそも、電話に出られないことなんて、普通にありますよね。他に打ち合わせをしているかもしれないし、それこそトイレへ行っているかもしれないし。

とはいえ、それによってごちゃごちゃ言われると気持ちが落ち込むのも事実です。

ですから、大切なのは、電話を折り返したときにこちらが口火を切るということ。

それが、心を守るポイントです。

「お疲れ様です。○○です。先ほどは電話に出られずすみませんでした。打ち合わせ中でした」

こんな感じで、電話に出られなかった理由を最初に言ってしまいましょう。

折り返し連絡をするときは、こちら側スタートの状態なので、自分から言葉を発しやすい状況にあります。ですから、まずは自分が口火を切って、相手に難癖をつけられそうな要素を先につぶしてしまうんです。

たとえ電話に出られなかったとしても、理由をちゃんと述べれば信頼関係も増します。だから、「スマホが手放せない」と、自分にプレッシャーをかけなくてもいいんですよ。

監視が強すぎる会社は危ない

頻繁に連絡がくる場合は、先ほどの方法をまずは試していただきたいのですが、こまめな進捗報告を課されるのも困りますよね。

正直に言うと、監視体制が強すぎる会社は、ブラック企業である可能性が高いです。監視体制が強い会社は、従業員の心理的安全性を損ないます。「ここで安全に働けている」という安心感を奪ってしまうのです。

これは、例えば警備会社に守られているときに感じる安心、安全とは性質が異なります。警備会社の場合は、何かあったらこちらがお願いすることになるので、主導権は自分にあります。

それに対して、会社の管理体制に関しては、会社側が全権を握っています。一方的に、一挙手一投足を監視され続けるというのは、信頼関係がそもそも破綻《はたん》していますし、ストレスフルです。

そうすると、当然、仕事のパフォーマンスも落ちます。

これは有名な実験なのですが、手元を見られながらタイピングをするグループと、手元を見られることなくタイピングをするグループで、タイプミスをした数を比較しました。

すると、手元を見られながらタイピングをしていたグループのほうが、タイプミスが多いという結果が出ました。

つまり、監視が強すぎると仕事のパフォーマンスは落ちるのです。

これに気づけていない会社は、とても危険です。

本来、成果を出すことが仕事の目的であるはずなのに、サボらないで取り組む姿を過剰に評価するシステムがまかり通っているからです。

また、1時間おきに報告させたとしても、進捗はほとんど何も変わりません。

成果を出すためには、いろいろ考えたり、情報収集をしたりしてインプットする時間が欠かせませんよね。それなのに、1時間経っても何も変わっていないからといって、「何をしてるんだ」と怒られるということは、「インプットする時間＝何も仕事をしていない時間」のような考え方になっているということ。

頭の中では戦略を練ったりして、ちゃんと仕事を進めているのに、頭で考えることを仕事だと認めていない会社は危ないなと思います。

「変化を恐れる」会社はブラック企業!?

私は産業医として、従業員の方や会社を包括的にみる立場にあるので、「どういうタイプの会社がブラック企業だと思いますか？」と聞かれることがあります。

たしかに、ずっと同じ会社で働いていると、その人にとってはその環境が当たり前になってくるので、ブラックだと気がつかないことがあります。

そのせいで、いつのまにかメンタルをやられてしまう方もいます。

ですから、監視体制が強いという以外にも、私が感じるブラック企業の特徴をお伝えしておきます。

まず、保守的なところは危ないですね。例えば、こんな会社がありました。

2020年あたりはコロナが流行っていたので、オフィスで仕事をするときは窓を開けて換気をしましょうとお伝えしていました。

すると、

「いや、窓を開けると風が入ってきて紙が飛んだりするじゃないですか」

「定期的に開けるとなると、やっぱり社長の許可を取らなきゃいけません」

など、いろいろと言葉を返されて、結局何も変わりませんでした。

そういう会社は、どういう方策が従業員のためになるかを産業医の立場から伝えても、まったく受け入れてくれません。アドバイスをしても、マニュアルのような返答しかもらえず、社会の変化に対応しようとしません。

「精神論ばかりのダメ上司」は意外と多い!?

メンタルヘルスの問題も、近年は、力を入れていくのが社会の流れだと思うのですが、いまだに根性の問題だと思っている会社も多いです。

そういう社風の会社では、メンタル面について部下が上司に相談をしても、「まぁ、そんなもんだよ」とか「そういうときもあるよ」とか、相談者の悩みを軽く聞き流してしまって適切な対応を取れていないことがよくあります。

相談された上司は、ずっとそういう社風の中で生き抜いてきていますし、それすらもバネにして乗り越えてきた過去もあります。そのため、「俺はそれでやってきたんだから」とか、「いや、そこからだよ」といった、相談者にとっては訳のわからない気合論を展開するのです。

精神的に病んでいる人に対する理解がないため、産業医や病院などにつなげてあげる方法も知りませんし、そもそも必要性すら感じていない印象を受けます。

柔軟性や想像力のある会社を

あとは、柔軟性がない会社も、ちょっと危ないですね。

産業医として、メンタル面に不安を抱えた人の配置転換を推奨しても、「それは、わがままでしょう」というひと言で片づける会社もあります。

もちろん、組織としては、誰でも彼でも配置転換するわけにはいかないと思いますし、義務ではないことも承知しています。

そのため、産業医も当然ながら、むやみやたらに配置転換を提案するわけではありません。基本的には、その人が会社のせいで体調が悪くなったとしたら、原則1回の配置転換を提案しようというのが、産業医の中でのルールになっています。

でも、それすらも容認せず、「産業医なんて、結局相談者の味方だから、言いたい放題だな」という感じで、医療人に対しての不信感を持っている会社も少なからず存在しています。

そういう会社は、「産業医に相談したら、どんな要求も正当化される」という風に思っているので、メンタルに不安を抱えた従業員が上司に相談してきたとしても、産業医につなげようとはしてくれません。

中には、従業員が病気になったらそこで、「はい、さよなら」と見切りをつけてくる人すらいます。そう思っている人自身もいつ体調を崩すかわからないし、家族や身近な人だって、いつどこで同じような状態になるかわからないのに、そういう想像力がまったく働かないのです。

特に、上の立場の方がこういうタイプだと、組織として危ないなと思います。

だから、今いる会社で少しでも思いあたる節があったら、産業医や精神科医など、プロである第三者の力を借りて、逃げ出すことも大切です。

体を壊してまで、その会社にいる必要はまったくありませんからね。

部下の管理や教育が難しい

「自分は上の立場に向いていない」とは考えなくていい

上司に監視されているようでつらいという相談がある一方で、上司の立場の人からも悩みはたくさん寄せられます。

一番多いのは、ハラスメントに敏感な風潮や在宅ワークの普及によって、部下の管理をしにくくなっているという悩みです。

特に、メンタルの管理が本当に難しいようです。

部下に振る仕事量についても、会話量が減って様子がわからないので、プレッシャーをかけすぎてしまっているのではないか？　しんどい思いをしている部下がいるのではないか？　そういうことが気になって、でもどうすればいいかもわからず、「自分は上の立場には向いていない」と考えてしまう人もいるようです。

でも、そうは考えなくていい、と言うと少し違うかもしれませんが、だからといって、自分の能力が足りないという考え方はしなくても大丈夫です。

それでは一体、部下のどこに注意していれば、メンタルの不調を素早くキャッチできるのでしょうか？

実は、人間にストレスがかかったときの変化は、３段階で現れます。

【段階①　体の変化】頭痛、耳鳴り、動悸が激しい……etc.
【段階②　行動の変化】遅刻が多い、ミスが多い、身だしなみが悪い……etc.
【段階③　精神的な変化】不安感が強い、イライラする、気分が落ち込む……etc.

在宅ワークの場合、①に画面越しで気づくのは至難の業です。隠そうと思えばいくらでも隠せるので、上司が気づいてあげるのは、なかなか難しいです。

ですから、②で気づけたら御の字です。

ただし、これも普通に出社している状況なら、上司の人には気づいていただきたい定番事項なのですが、オンラインだとわかりにくいと思います。

今までは、男性だったら毎日同じネクタイをしているとか、女性だったらお化粧をする時間がなくてマスクでごまかしているとか、そういう変化はとてもわかりやすい材料でした。しかし、在宅ワークだと出勤する必要がありませんし、あったとしても朝礼などがなければ姿を見ないこともあります。

だから、業務のパフォーマンスが落ちているとか、仕事の質に目を向けていただくのがいいと思います。③はすでにメンタルの不調が進んでいる状態なので、できれば②の段階、あるいは③の初期の段階で部下の不調を察知したいところです。

雑談タイムを予定に入れてみる

しかし、当然と言えば当然なのですが、変化を察知するためには、普段の様子を知っておく必要があります。元々ミスをしやすい人なのか、それとも、急にミスが増えたのか、それによって話が変わってきます。

だから、会話量が減っている今日は、これまで以上にメンバーの普段の状態を知ることを心がけていただきたいのです。

そこで私がおすすめしているのが、1対1の雑談タイムを設けることです。15分くらい、ざっくばらんに話をする時間を作ってみてください。片手間ではなく、ちゃんと時間をとって雑談をしましょう。

そういう時間があると、通常の打ち合わせでは余裕がなくて気づけないことも、表情や様子をしっかり観察することで気づきやすくなります。また、部下の人にとっても「もうすぐ雑談タイムがあるから、そのときにちょっと相談をしよう」と、SOSを発するチャンスになります。

オフィスにいれば軽く相談できていたことも、今は「これくらいのことで連絡して相談するのも悪い」と遠慮されていることがあるので、これは意外と有効です。

そして、もしストレスを抱えているなと思ったら、専門家につなげてください。「一回、産業医に話を聞いてもらおうか」と、優しく言っていただければと思います。

早く帰りたいのに上司が帰らない

「先に帰るとやる気がないと思われる……」とは考えなくていい

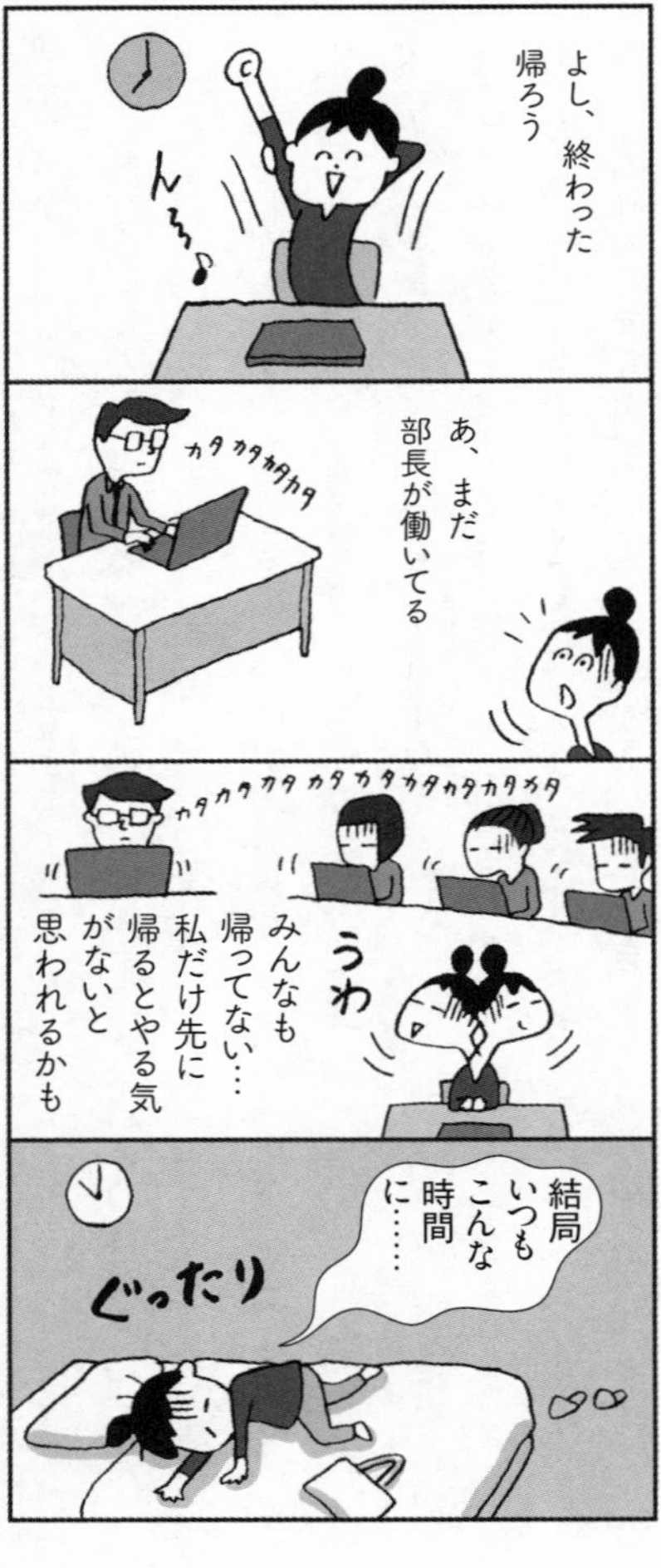
よし、終わった帰ろう
んー♪
あ、まだ部長が働いてる
カタカタカタカタ
カタカタカタカタカタカタカタカタカタカタ
うわ
みんなも帰ってない…私だけ先に帰るとやる気がないと思われるかも
結局いつもこんな時間に……
ぐったり

自分のやることは終わっているのに、上司がまだ働いていると、なんとなく帰りにくくなってしまうことがあると思います。

これは本当によく聞く話で、

「気まずいから、上司がトイレへ行った隙《すき》に帰るようにしています」

「仕事をしているふりをして、上司が帰るのを待ちます」

「誰かが帰りそうになったら、自分もそれに合わせて席を立ちます」

など、みなさんとても神経を使っているようです。

一人だけ先に帰ると、「あいつはやる気がない」「みんなはまだ働いているのに」という視線が周囲から飛んでくるかもしれないので、それならいっそ、退勤時刻はみんなに合わせたほうが気楽だという方もいるでしょう。

でも、本当はそんなことにヤキモキしたくないですよね。

そもそも、上司より先に帰るのは悪いことではありません。

最近は特に、働きすぎないことが推奨されています。だから、自分の仕事が終わっているなら、周りの目を気にせずに堂々と帰宅していいのです。

「告知」をして、自分の時間を大切に

早く帰れば、習い事をしたり、家でゆっくり食事をとったり、家族との時間を過ごしたりする時間が生まれます。

時間はとても大事で、命そのものです。もし、あと一日しか生きることができないとしたら、上司に合わせて無意味な残業をするなんてありえません。

それくらい大切なものなのに、時間の有限さには気がつきにくいので、つい無駄遣いをしてしまうことがあります。特に若い人は、時間の有限さを意識しにくいかもしれません。

だけど、考えてみてください。

サクッと帰宅して、時間が生まれれば、副業をすることだってできるでしょう。

もちろん、会社によっては副業不可なところもありますが、認められている場合は、時間がお金に換わるのです。

さらに、早く帰宅してリフレッシュすれば、翌日の仕事のパフォーマンスも上がります。こうなるともう、メリットしかありません。

だから例えば、週に1～2日はノー残業デーにすると決めておく方法も良いですね。この人はこの曜日には早く帰るんだ、ということを周知させておきます。

そうすると、告知している分、帰りやすくなります。どうしても帰りにくい場合は、「何かお手伝いできることはありますか？」と周りに一声かけてから退勤するようにしてみましょう。

あと、近年は在宅ワークが普及したことによって、就業時間が乱れている方も見受けられます。たしかに、取引先から連絡がきたら、すぐに対応しなければと思うかもしれません。

こういう場合も「告知」が有効です。例えば、メールの署名欄に「就業時間 9～18時」という一文を入れておくのです。そうすると、口で言うよりも伝えやすいですし、気づいてくれた人に対しては、ある程度の効果が期待できます。周りに気を遣って、自分の時間を犠牲にしてしまっている人は、ぜひ試してみてください。

画面越しだと気持ちが伝わらない

「オンライン会議が苦手で疲れる……」とは考えなくていい

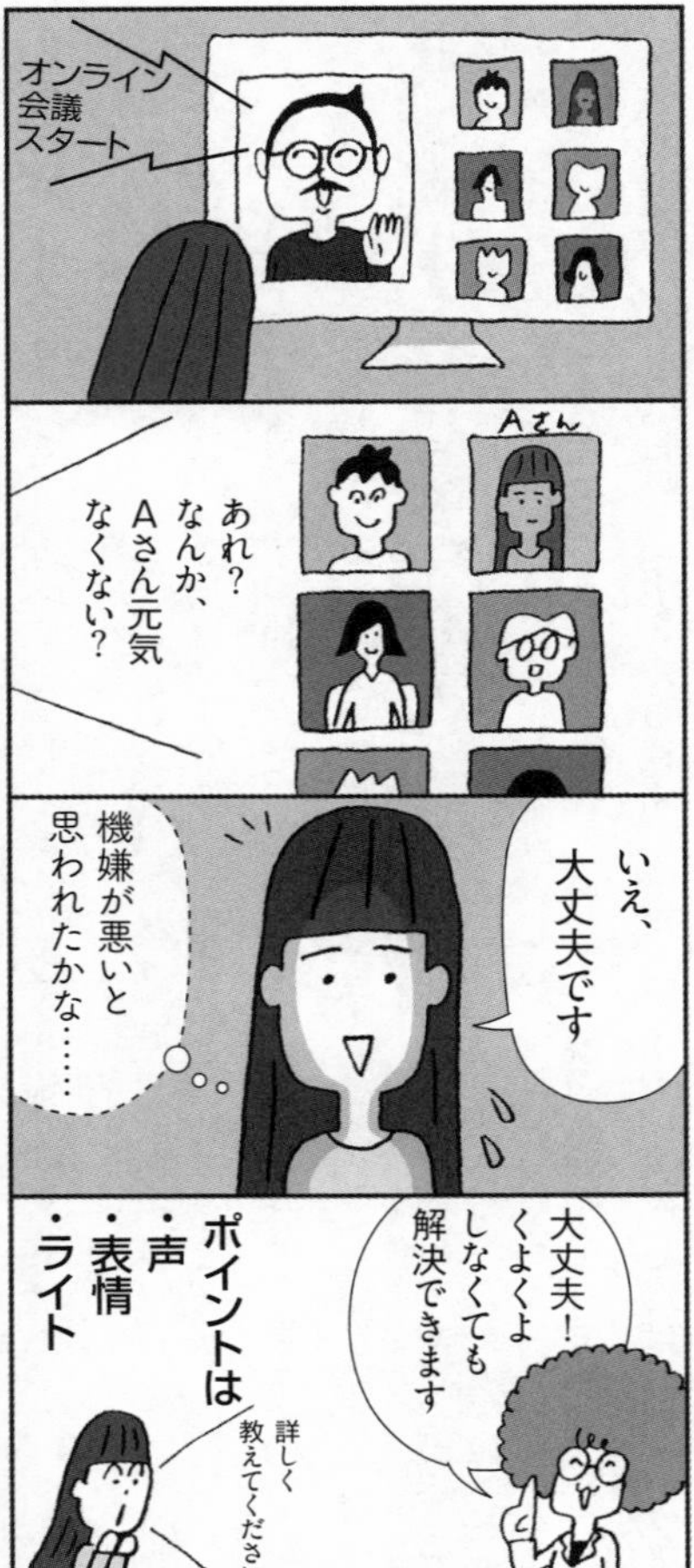
オンライン会議スタート
Aさん
あれ？なんか、Aさん元気なくない？
いえ、大丈夫です
機嫌が悪いと思われたかな……
大丈夫！くよくよしなくても解決できます
ポイントは
・声
・表情
・ライト
詳しく教えてください

画面越しだと、お互いの様子が伝わりにくいので、誤解が生まれてしまうこともあるかと思います。

でも、それをいちいち気に病む必要はありません。

なぜなら、ちょっとした工夫をするだけで、ほとんど解決できるからです。

声・表情・ライトで印象をアップ!

まず、気をつけたいのは声と表情です。

これらは、画面越しでも伝えることができる貴重な情報です。

特に、初対面の人とオンライン会議を行なう場合は、情報量が極端に落ちます。

お互い、相手がどんなキャラクターなのかわかりませんし、悪い印象を与えていないだろうかと、対面以上に緊張してしまうことがあるかもしれません。

だからこそ、伝えられる一つひとつの情報を大事に扱う必要があります。

声は、高いほうがいいです。

音階でいうと、ド・レではなく、ソ・ラくらい。それくらい高い声を意識すると、ハツラツとした印象を与えやすくなります。

表情は、とりあえず感情を出すことが大事。

基本的には笑顔を心がけながら、驚いたら目を見開いたり、よくない話のときは眉をしかめたりして、リアクションをしっかりしましょう。

たまに、「え～！」などと言いながら、のけぞって画面から消える人がいますが、私はああいう人、大好きです（笑）。身振り手振りだと、画面の枠からはみ出てしまうので相手からは見えない場合もありますが、体を前後に動かして、奥行きを活かしたリアクションをするのはアリだと思います。

表情に加えて、体も使って感情を表すようにすると、コミュニケーションがより一層とりやすくなります。

そして、表情を伝えるために大切なのが、ライトをつけるということ。

画面が暗いと表情がよく見えないので、表情が乏しい人に見えてしまいます。部屋のライトだけではなく、デスクライトで顔を照らすようにしましょう。

仕事中に孤独を感じてしまう

「自分は職場で独りぼっち」とは考えなくていい

在宅ワークが普及したり、コロナ以前よりも大人数で集まる機会が減ったりしたことで、孤独を感じる人が増えています。

家や職場で、「自分は孤立している」「友達がいない」などと考えてしまうことがあるかもしれません。

でも、そういう考えはなるべく手放しましょう。

一度考え始めると、自分は内向的だから友達がいないなどと、自責思考に発展してしまうことがあるので、より一層気持ちが沈んでしまいます。

では、どうすれば孤独を感じずに済むのでしょうか？

私がおすすめする方法は４つあります。

①顔が見えるつながりを大切にする

まず1つ目は、顔が見えるつながりを大切にすること。

これは、オンライン会議などで画面越しに人と接するときも同様です。

カメラ機能は、絶対にONにしましょう。

誰かの顔を見たら、なんとなく安心することってありますよね。顔を見てつながるというのは、とても大事なことです。それが、たとえ苦手な相手だったとしてもです。

なぜなら、みんなの顔が見えることによって「自分は社会的にこの人たちとつながっている」と、感じることができるから。

無理に他者とつながろうと意識せず、自然とお互いの顔を見られる環境に身を置くことはとても大切です。

②SNSを活用する

先ほど、「友達がいない」という考えは手放しましょうと言いました。

でも、中には本当に友達がいなくて、「やっぱり自分は独りぼっちだ」と考えてしまうこともあると思います。

そういう場合は、SNSを活用しましょう。

私は有名人のライブ配信を見たりしますが、そのときに思うのは、「有名人と視聴者」のつながりよりも、「視聴者同士」のつながりのほうが、意外と強いということです。見ている人同士で、いろいろと会話を交わしているんですよね。その結果、そこにちょっとしたコミュニティが生まれて、自分の存在を確認している方もいるようです。

ネット上の付き合いというのは、お互いの名前も知らないし、関係性はもちろん薄いです。でも、何か同じネタをサカナにして盛り上がるだけでも、「自分と同じ気持ちの人がいる」と、安心できることもあります。

だから、そこを入り口にして、人と人とのつながりを広げていくというのも、選択肢のひとつとして持っておいてほしいと思うのです。

③環境音を聞く

実は、在宅ワークで孤独を感じる原因のひとつに、オフィス街ならではの環境音がないことが挙げられます。

話し声や、電話の音、人が行き交う足音などの環境音は、そこにたくさんの人がいるという証に他なりません。そのため、それが聞こえないと、他者を感じることができず、社会と隔絶されたような孤独感に襲われてしまうのです。

だから、可能であれば、喫茶店やコワーキングスペースなどで仕事をして、環境音を聞くようにしてみましょう。

④孤独を感じる原因を分析する

「自分は独りぼっちだ」「孤独だ」と感じた場合は、その孤独感を紛らわすだけではなく、分析をすることも大切です。

例えば、在宅ワークで人と話す機会が減って、孤独を感じている場合。

具体的にどんなところを嫌だと感じているのか、自問自答してみてください。

「たわいないことを話せなくなったのが嫌なのか？」「上司に気軽に相談できなくなったのが嫌なのか？」。自問自答していると、見えてくるものがあると思います。

そして、もし雑談が減ったことが嫌だとわかったら、「友達と電話する機会を増やそう」という風に、それに見合った対処法を考えていきましょう。

対処法を考えていると、中には自分ではコントロールできないことも出てくるかもしれません。それに関しては、ノータッチでＯＫです。

それよりも、自分にできることを見つけて行動に移していくことが大切ですよ。

生活のリズムが乱れがち……

「早寝早起きをしないといけない」とは考えなくていい

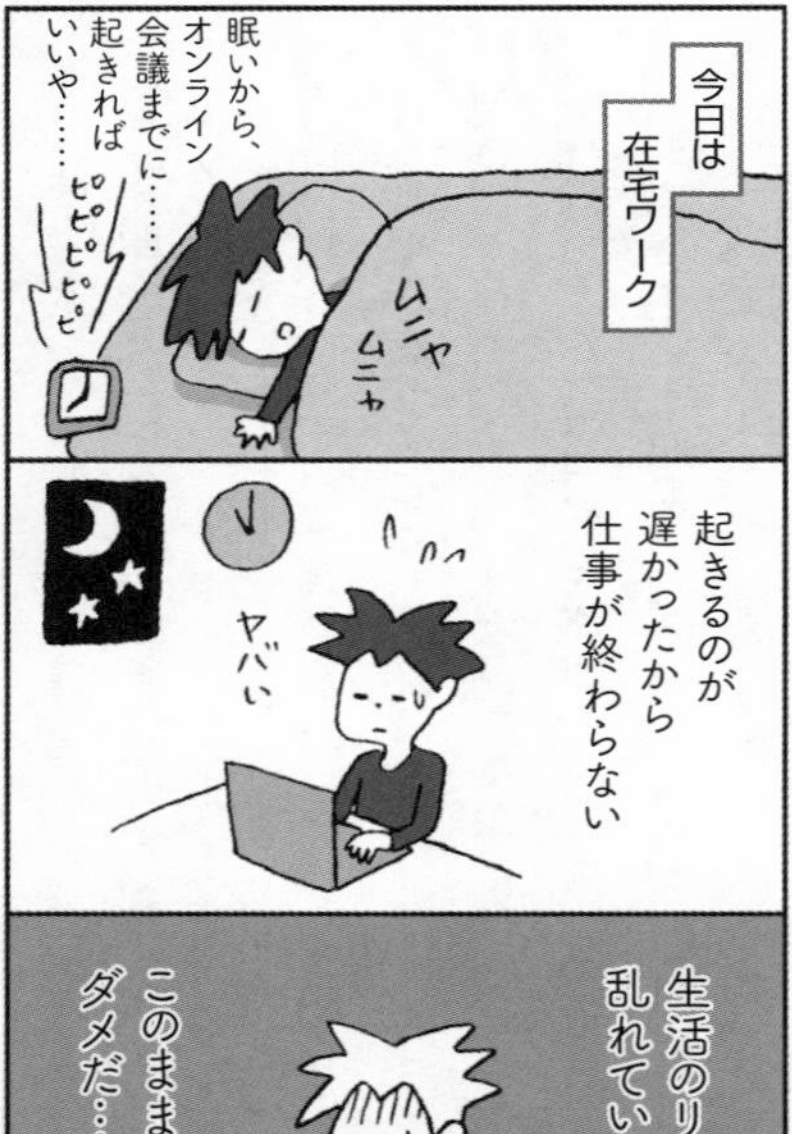
今日は在宅ワーク
眠いから、オンライン会議までに……起きればいいや……
ピピピピピピ
ムニャムニャ
起きるのが遅かったから仕事が終わらない
ヤバい
生活のリズムが乱れている
このままじゃダメだ……
よし…
明日から早寝早起きをしよう!
それは考えなくていいですよ
え!?

在宅ワークで一日中家にいると、他人の目が届かない分、生活のリズムが乱れやすくなっている人が多いようです。

「オンライン会議が始まるまでに起きればいいや」と、起床時間がまちまちになったり、それとは逆に、いくらでも働ける環境にあるため、深夜まで仕事をしてしまったり。自己管理の難しさを改めて感じている人も多いでしょう。

そうすると、「早寝早起きをして、生活のリズムを整えなくては」と考えるのが一般的だと思います。

でも、実は「早寝」を自分に強いる必要はないんです。

「4つの時間」を固定しよう

精神医学的に言うと、自己管理の基本は、起きる時間と食べる時間を固定することです。

「起きる時間＋3食の時間」ですね。

この4つを固定することで、時間を意識して行動できるようになります。

ここでポイントとなるのが、寝る時間は固定されていないこと。

同じ時間に寝ようだなんて、絶対に考えてはいけません。なぜなら、同じ時間に寝ようとすると、布団が「パブロフの犬」状態になるからです。

寝る時間を固定してはいけない理由

例えば、ちゃんと早く寝る生活を送ろうと思って、「23時には寝る」と決めたとします。

そうすると、たとえ眠くなくても23時になったら布団に入ると思います。

でも、まだ眠たくないのですから、いくら布団に入っても眠れるわけがありません。すると、「今日は眠れるのかな」と思いつつも眠れない状態が続き、このような不安が毎日積み重なっていくと、「布団=眠れない場所」というパブロフの犬のような条件づけが行なわれてしまうのです。

だから、寝る時間は決めずに、眠くなったら寝ることが大原則になります。

そして、それを叶えるカギとなるのが、起きる時間は固定すること。毎朝決まった時間に起きて、朝日を浴びるようにしてください。目の中に太陽の光が届くと、15時間後くらいには眠たくなるメラトニンというホルモンが分泌されるので、自然と眠りにつくことができますよ。

ゆっくり「お休みモード」に切り替える

ちなみに、布団に入ってから20～30分しても眠れそうになかったら、いったん布団から出ましょう。そして、ホットミルクを飲んだり、アロマをたいたりして、眠たくなるのを待ちましょう。

そうすることによって、自律神経が、覚醒モードである交感神経から、リラックスモードである副交感神経に切り替わるのをサポートすることができます。

誤解されていることが多いのですが、交感神経と副交感神経は、電気のスイッチのように簡単には切り替わりません。

例えば、パソコンをオフにしても、余熱でしばらく熱くなっていますよね。それと同じで、夜になったからといって突然、副交感神経モードに切り替わるわけではありません。まだ頭の中は、仕事をしていたときの影響でカッカカッカしています。だから、仕事が終わってものすごく疲れているはずなのに、なかなか眠れないというおかしなことが起きるのです。

特に在宅ワークでは、切り替えるための時間的余裕がほとんどありません。出社できる人は、退社して電車にゆられている間に、本を読んだり、スマホをだらだら見たりして、徐々に体を副交感神経モードに誘《いざな》うことができます。しかしずっと家にいれば、そんな時間がありません。

ですから、お風呂に入ったり、読書をしたりして、体をリラックスモードに誘う行動を積極的に持つことがとても大切です。

在宅ワークをしたいけど……

「意見を主張するのはわがままかな」とは考えなくていい

たまに、こういう相談を受けます。

「私の職種は在宅ワークが可能なのに、社内の大多数の職種の人はできないので、会社から出勤するように言われてしまいます。自分だけ在宅ワークをしたいと言うのは、やっぱりわがままなんでしょうか？」

社内の空気を読んで、自分の気持ちを抑えてしまうことってありますよね。

この、主張と協調のバランスは悩ましいところだと思います。

だから、ベストなバランスを見つけるためには、まずは提案型でスタートを切ることが大切です。自分の希望だけを一方的に主張するのではなく、「こうしたら会社にもこんなメリットがあるので、導入してみませんか？」と提案しましょう。

先ほどの在宅ワークの例で言うと、「少しでも出勤者を減らすことで、感染症が広がるリスクを減らすことができます」「フレキシブルに働ける会社だということを世間にアピールできます」など。

もちろん、必ずしも叶うわけではないので、ダメだったら割り切るしかありません。でも、自分の気持ちを抑え込んで、「希望を伝える＝わがまま」だと考える必要はないのです。

提案型で交渉するとうまくいく

大切なのは、0か100かではなくて、相手の出方に応じて、押したり引いたりしながら、着地点を見つけることです。

最初は大きく出てもいいと思いますが、相手が渋っていたら、「部分的にどうですか？　試験的にどうですか？」という感じで、希望を少しずらしていく。そうやって、相手の事情も考えて歩み寄りながら交渉することが、空気を読むということではないでしょうか。

あと、これは余談になりますが、職場環境で自分の希望を言えずにモヤモヤすることの代表格といえば、暑い寒い問題です。

温度の感じ方は、男女で違いがあるほか、エアコンの位置や座る場所、その人の体の動かし方などによっても異なります。

ですから、暑い人にとっては暑いし、寒い人にとっては寒いのです。すべて正解なので、「この部屋は寒すぎます」と感想を言うだけだと、少しわがままに映るかもしれません。

だから、ここでも「提案」をすることが大切です。「エアコンの風が直接当たって寒いので、ファンの向きを変えてもいいですか?」という具合です。

そしてそのときに、客観的なデータも添えると、より説得力が生まれます。

ちなみに、本気でやるなら、5点観測。

部屋の四隅《すみ》と中央の室温を測って、その差がどれくらいあるかというデータを集めましょう。これは、産業医がよく用いる方法です。

仕事机に座ったけど、やる気が出ない

「やる気を出さなきゃいけない」とは考えなくていい

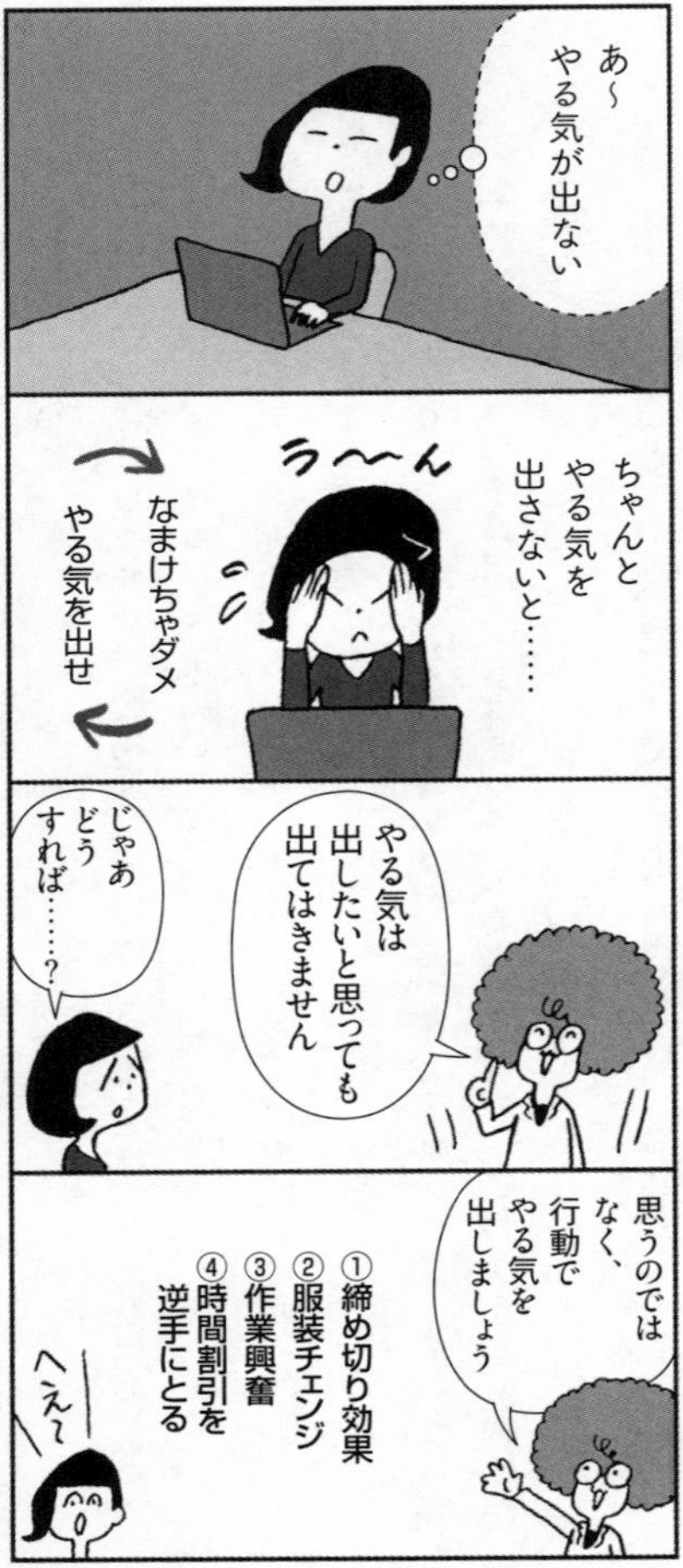

あ～やる気が出ない
ちゃんとやる気を出さないと……
ラ～～ん
なまけちゃダメ
やる気を出せ
やる気は出したいと思っても出てはきません
じゃあどうすれば……？
思うのではなく、行動でやる気を出しましょう
①締め切り効果
②服装チェンジ
③作業興奮
④時間割引を逆手にとる
へえ～

仕事のモチベーションが上がらない日は「やる気を出さなくては」と考えることがあると思います。

でも残念ながら、思うだけで簡単に出てくるものではないですよね。だから、そういうことは考えなくていいというか、考えてもあまり意味がありません。

そもそも、本当にやらなければいけないことがあるときは誰でもやります。

逆に言うと、やる気が出ないということは、まだそこまで期限が迫っていないのではないでしょうか。

人間には「締め切り効果」というものがあって、締め切りがあるから頑張れる、自然とやる気が出てくることがあります。小学生のころ、夏休みの最終日に宿題をガーッと片づけた思い出はありませんか？　あれがまさに締め切り効果です。宿題の締め切りが差し迫っているからこそ、やる気が出るのです。

ですから、これを逆手にとりましょう。

「やる気を出さなくては」と頭でうんうん考えるのではなく、行動を工夫することで自分の背中を押すのです。

タイマーをかけて締め切りを意識する

行動を工夫することでやる気スイッチを押す1つ目の方法は、今言った「締め切り効果」を利用することです。

具体的には、タイマーをかけると良いですね。

例えば、お昼休憩のときや、ひとつのタスクを終える目安である60分後、終業時間など、自分で締め切りを設定するんです。

この方法は、会社にいるけどやる気が出ない人はもちろん、在宅ワークをしている人には特におすすめです。

会社で働いていると、終電の時刻や休憩時間が決まっているので「何時までに○○を終わらせなくては」と、自分を駆り立てやすいのですが、在宅ワークの場合はそれがありません。ですから、その都度その都度、タイマーをかけて、ここで終わりだという認識を持つことはとても大切です。

また、この方法は、やる気が出ない人だけではなく、働きすぎてしまう人にもぜひ試していただきたいです。

「自分はいくらでも働ける」と思っている方は意外と多いのですが、誰だって、働き続ければ集中力が低下します。ですから、パフォーマンスを向上させるためにも、タイマーをかけて意識的に休憩を取るようにしてみてください。

服装を変えてオンオフを切り替える

やる気スイッチを押す2つ目の方法は、服を着替えることで、気持ちも一緒に切り替えることです。

服装自由な会社や在宅ワークの場合、服装がラフになってしまうことが多いと思います。「普段着のままでいいか」という感じで、オフタイムのときと同じ服装で仕事をしようとする人もいるかもしれません。

けれど、それだとなかなかスイッチが切り替わりません。

スーツを着てくださいとまでは言いませんが、仕事のときだけ着る服を決め、他社の人と会っても許される程度の服装はしたほうがいいですね。

私がお話しした人の中には、在宅ワークでも靴を履いている方がいました。履いているときは仕事モードで、脱いだら家の中のパパやママの顔になるそうです。

作業興奮をうまく使おう

3つ目の方法は、とにかく始めてみること。

全然やる気がしなかったけど、とりあえず始めてみたら、意外と気分が乗ってきた、という経験はありませんか?

これを、「作業興奮」と言います。

いざ始めると、段々やる気が出てくることです。とりあえずスタートさせるためには簡単なことから始めるほうがいいので、メールの返信や事務作業などから着手してみてください。

ご褒美を行動のスイッチに

最後におすすめする方法は、「時間割引」を利用することです。

時間割引とは、簡単に言うと、人間は将来のメリットを、現在のメリットよりも割り引いて考えてしまうことです。

有名な実験を紹介しましょう。

子どもの前にマシュマロを1個置いて、「15分間食べずに我慢したら、もう1個あげるね」と言い残して大人は部屋を去り、15分後に戻ってきます。これを複数の子どもに行ないました。

その結果、我慢できずにマシュマロを食べてしまった子どもの割合は、3分の2に及びました。15分間我慢すれば、さらにメリットがあるのはわかっているのに、それができない。人間とは、そういう生きものなんですね。

だから、やる気が出ないときは、逆にこれを利用してみましょう。

仕事でやるべきことがあり、それをやるというのは、本来は自分にとってメリットがあることです。給料が得られて、仕事のスキルも身につきますし、社会的信用を高めることもできます。でも、時間割引によって、人間はそれを過小評価してしまうため、なかなかやり遂げることができません。

その一方で、目の前のご褒美には飛びつく性質があるわけです。

したがって、わかりやすいご褒美を用意しておけば、行動を起こすスイッチにすることができます。

□パソコンの電源を入れたら、コーヒーを1杯飲む
□企画書を書き終えたら、スイーツを1個食べる

これは、やる気が出ないだけではなく、会社に行くのがつらいという方にもおすすめしている方法です。例えば、月曜日が一番しんどいのであれば、月曜日の朝食は会社周辺の豪華なモーニングを食べる。途中のカフェで好きな雑誌を読むなど。

こういうことを設定しておくと、一歩踏み出しやすくなりますよ。

第3章

「仕事」で考えなくていいこと

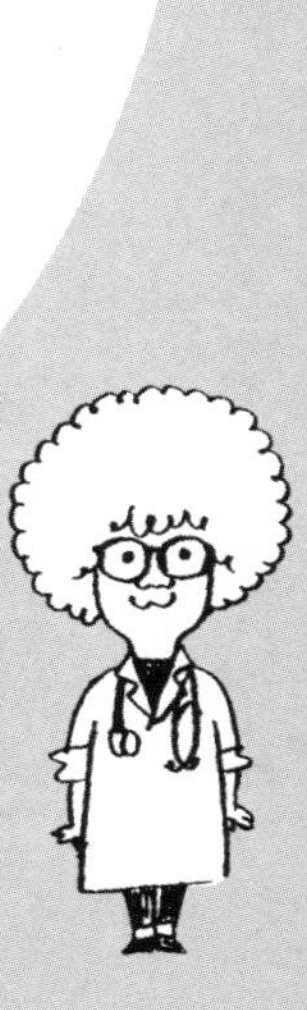

仕事にやりがいを感じられない

「やりがいがないからダメ」とは考えなくていい

世の中の働き方が変化していることで「これは本当に自分がやりたい仕事なのか」と、感じている人もいるかもしれません。

でも、やりがいなんて、なくていいんじゃないでしょうか。

もちろん、その仕事が苦痛なら他の仕事を探せばいいと思います。

でも、「やりがいがない」という理由だけで転職する必要はないのではないか、というのが産業医としての正直な気持ちです。

世間的には、やりがいを持ってバリバリ働いて、キラキラ輝いている人がもてはやされる傾向にあります。

だから、なんとなくみんな、それを目指している節があります。

でも、お給料をいただけて、住む家があって、ご飯を食べていけるなら、それで十分ではないでしょうか。


それに、「やりがいがない」と悩んでいる方も、お話をよくよく聞いてみると、今の仕事が、そもそもやりたい仕事ではないことがあります。

であれば、やりがいがないのは当たり前です。自分がやりたいと思っている仕事じゃないのに、やりがいを感じるのは難しいでしょう。

また、「じゃあ、どういう仕事ならやりがいを感じられそうですか？」と聞くと、黙ってしまう方も多いです。

どういうことにモチベーションを感じるのか、自分でもよくわかっていないのに、それを求めて悩んでしまっているのです。


こういう話をすると、「先生はいいですよね。精神科医という特別な仕事をしていて、やりたい仕事をできているんだから、やりがいを感じられるでしょう」と言われることがあります。

たしかに、医師を目指して高校生のときに猛勉強をして、そのうえ二浪もしたくらいなので、私は自分の進みたい方向に進めている人間です。どちらかというと、やりがいを持ちやすいポジションにいると思います。

でも、だからと言って、今の仕事にものすごくやりがいを感じているかというと、それは微妙です。ただ、目の前にある仕事をこなしている感じもあります。

やりがいは障壁を越えたときに得られる

やりがいとは何だろうと考えたとき、私は「やりたいことをやっているときに現れる障壁、それを越えたときに得られる達成感」だと考えています。

だから、やりたいことがやれている感覚がないと、やりがいを感じるための障壁は出てきません。

そもそも、本当にやりがいを持って働いている人なんて、ごく一握りです。そうでないと、朝の通勤電車で、みんなあんな顔はしていないでしょう。

「そうは言っても、やりがいのない人生なんてつまらない」という方もいると思います。

そういう方には、仕事に固執せず、プライベートで、どんどん自分のやりたいことをやっていただきたいのです。

それが逆に、仕事に対するやりがいをもたらしてくれることがあります。

プライベートでやりたいことをやるためには、きっと邪魔になるものがでてくると思います。それは、大概が仕事のはず。「映画館で19時からの映画を観たいのに、仕事が終わらない」という感じです。

だから、その障壁を乗り越えて19時からの映画を観られたとき、きっと、やりがいを感じるのではないでしょうか。それで十分ではないですか？

周りの人に迷惑をかけてばかり

「自分が足を引っ張っている……」とは考えなくていい

思い描くようにバリバリ働けず、周りに迷惑をかけているように感じるのは、苦しいことだと思います。

理想とする100点の自分になれないことに、落胆することもあるでしょう。

でも「自分はお荷物だ」「自分が足を引っ張っている」などと考えて、自分を追い込まなくていいんですよ。

仕事と人生の合格ラインは「60点」

なぜなら、人生は「60点」を目指せばOKだからです。

もちろん、理想の自分に近づくために、高い目標を掲げて努力するのは素晴らしいことです。

でも、もしも常に100点を目指していたらどうなるでしょう。

「100点じゃないと満足できない自分」「99点でも許せない自分」が形成されていくと思います。

それでは、まったく心に余裕がない状態になってしまい、パンパンに空気が入った風船のようです。いつか、ふとしたきっかけで弾けてしまうでしょう。


一方、60点を合格ラインに設定すると、どうなると思いますか？

失敗することが前提になっているので、ミスをしても受け入れることができます。

つまり、残りの40点分、心に余裕が生まれるのです。

100点を目指して頑張っていて、だけどそのせいで苦しんでいる方にこの話をしたとき、次のように言われたことがあります。

「60点を合格ラインにしたら、本人はラクになるかもしれないけど、結局周りに迷惑をかけることになるんですよ。いつもギリギリで頑張っている、100点を目指しているような人のところに結局シワ寄せがいくんです。だからやっぱり、みんな100点を目指したほうがいいと思います」

おっしゃることは、ごもっともだと思います。

ただ、人によって基準が違うと思うんですね。

自分の基準で他人と比較しない

この世界に、自分とまったく同じ仕事・環境で働いている人は誰もいません。他人と自分を比べて点数を出したとしても、正確に比較することは不可能です。人によって点数の基準は異なるので、それは正しい点数ではありません。

したがって、自分では60点だと思っていても、人から見たら90点ということもあるし、逆に90点だと思っていても、30点と思われていることもあるでしょう。成果の感じ方は千差万別です。

だから、「あいつはいつも100点を目指して頑張っているのに、自分は60点の仕事しかしない」と憤《いきどお》っていても、それはキリのない、正解のないことに対して怒っているようなものなのです。


結局、人間というのはお互いに迷惑をかけ合って、共存している動物です。失敗しない人間はいないし、迷惑をかけられない人間もいません。

だから、現代社会で働く人たちに必要不可欠なのは、心の余裕を持つことなのではないでしょうか。

40点分の余裕があれば、自分が失敗したときも、逆に誰かがミスをしたときも、「そういうもんだよな」と受け入れることができます。

みんなが「ええじゃないか」精神を持っている、そういう世の中であってほしいと私は思います。

新しいことにチャレンジできない

「失敗したら恥ずかしい……」とは考えなくていい

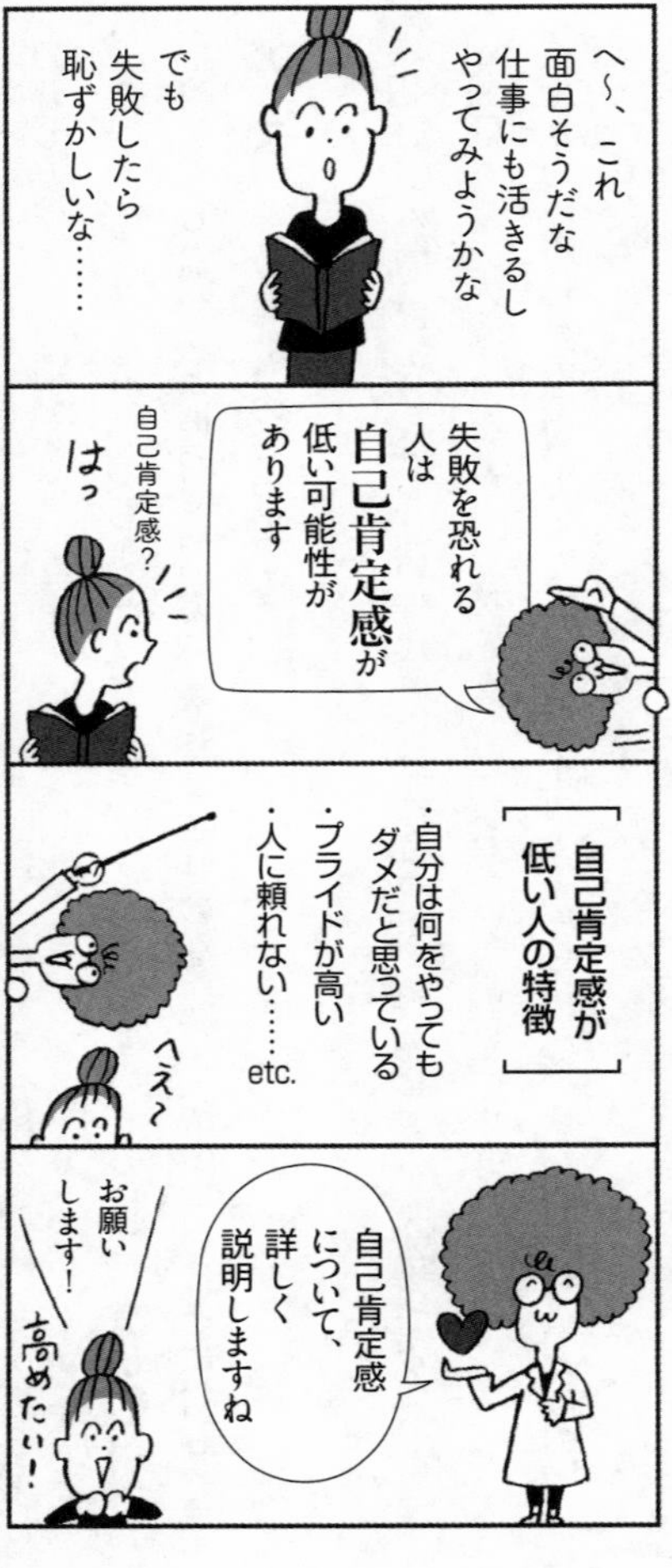
へ～、これ
面白そうだな
仕事にも活きるし
やってみようかな
でも
失敗したら
恥ずかしいな……
失敗を恐れる人は自己肯定感が低い可能性があります
はっ
自己肯定感？
自己肯定感が低い人の特徴
・自分は何をやってもダメだと思っている
・プライドが高い
・人に頼れない……
etc.
へえ～
自己肯定感について、詳しく説明しますね
お願いします！
高めたい！

失敗するのを恥ずかしいことだと考えている人は多いです。

でも、そのせいで唯一無二の機会を逃すかもしれません。たとえ失敗したとしても、その経験は必ずどこかで活きてきます。だから「失敗したら恥ずかしい」とは考えずに、やりたいことには進んで挑戦してほしいなと思うのです。

ではなぜ、失敗したら恥ずかしいと考えてしまうのでしょうか？　世の中には、失敗を恐れずに挑戦できる人もいますよね。

失敗を恥ずかしいと感じる人、そうではない人の違いは何なのでしょうか。

その答えは「自己肯定感」が握っています。

「自己肯定感」というのは「自分は自分でいいんだ」と、ありのままの自分を肯定する感覚のことです。

たまに「自己肯定感が高い人＝成功した自分を高く評価できる人」、すなわち「自分はすごいと思って疑わない人」だと思っている方がいますが、そうではありません。

自己肯定感が高い人は、うまくいったことだけではなく、失敗したときでも、「これが自分なんだ」と受け止めることができます。

「どんな自分も受け止められる力がある人＝自己肯定感が高い人」なのです。

【自己肯定感が高い人の特徴】

□楽観的
□自分の弱さを知っている
□失敗ありきで物事を考えることができる
□自分の意見をちゃんと言える
□無理なときは無理だと言う
□人に頼ることができる

【自己肯定感が低い人の特徴】

□自分は何をやってもダメだと思っている

□周りから嫌われているように感じる
□褒められても素直に受け止められない
□プライドが高い
□弱みを見せられない
□人に頼れない

自己肯定感とプライドは表裏一体!?

自己肯定感が高い人は、どんな自分も丸ごと受け止められるので、ダメな部分を認めることもできるし、人に流されず自分の心に従って行動することもできます。

一方、自己肯定感が低い人は、ネガティブな発言や思考が習慣になっており、周りが褒めてくれても自分のいい部分を認めることができません。

「自分は何をやってもダメだと思っている」と「プライドが高い」ことは、両立しないように感じるかもしれませんが、実は根っこの部分でつながっています。

自己肯定感が低い人は、根底に「自分はダメだ」という思いがあるにもかかわらず、どういうところが具体的にダメなのかを正しく把握しようとしません。ダメだと思い込んでしまっているため、それ以上の分析ができないのです。

したがって、いざ弱みを突きつけられたとき、それを認めることができません。当たり前ですよね、だって知らないんですから。「たしかに自分はダメ人間だけど、そんな自分は知りません」と考え、目をつぶってしまうのです。

そのせいで、周囲の目にはプライドが高い人に映ります。

では、どうすれば自己肯定感を高めることができるのでしょうか？

それはまさに、チャレンジをすることです。

いざチャレンジしてみると、意外とうまくいくこともあるし、失敗をして、自分はこういう失敗をするんだとわかることもあります。そういう経験を積み重ねていくことで、「自分は何をやってもダメだ」と思っていた根本が崩れていき、自己肯定感を高めることにつながっていくのです。

仕事の成果が目に見えなくて虚しい

「自分は誰の役にも立っていない」とは考えなくていい

世の中には、成果が目に見えやすい仕事と、見えにくい仕事があります。
例えば私の仕事は、見えやすいほうに入ると思います。真っ青な顔で相談に訪れていた方が、少しずつ生気を取り戻して、笑顔を見せるようになり、やがて診察にこなくなる。成果と呼ぶのは大変おこがましいですが、患者さんを直接相手にしている分、結果をダイレクトに受け取ることができます。

一方、結果をダイレクトに受け取れない仕事は、成果が目に見えにくい傾向があります。そのため、自分のやっていることが世の中の役に立っているのか、実感しにくくて悩んでいる方もいるでしょう。

でも、仕事の頑張りは、必ずどこかにつながっています。
お金をいただけるということは、誰かを幸せにしているということ。
つまり、人を笑顔にしない仕事はないのです。

日記を書いて「自己有用感」を高める

「自分は誰の役にも立っていない」と考えてしまう人に、私は日記を書くことをすすめています。

方法は簡単です。
①今日会った人の中で、印象に残った人を思い浮かべる
②自分と会ったことで、その人にはどういうポジティブなことがあったのか、その人の目線に立って日記を書く
例えば今日、あなた（＝A）は、コピー機の紙を補充して同僚にお礼を言われた

とします。その場合は、こういう感じで書きます。

「もうすぐ会社を出ないといけないのに、コピー機の紙がなくて慌てていたら、Aが補充してくれた。おかげですぐに企画書をプリントできて、先方に遅刻せずに企画を提案できた」

ポイントは、自分ではなく相手の目線で書くことです。

そうすることによって、「そうか、自分はあの人の仕事の役に立ったのか」と気づくことができるので、「自己有用感」が高まります。

自己有用感というのは、「自分は誰かの役に立っている」というポジティブな感覚のことです。

自己肯定感と少し名前が似ていますが、自己肯定感が完全に自分の問題であるのに対して、自己有用感は他人との関わりによって生じるので、実は、似て非なるものなのです。

自己有用感の解釈は医師の間でも見解が分かれているので、難しいところではありますが、私自身は、そのように捉えています。

一番いいのは、自己肯定感も自己有用感も高い状態です。

ダメな自分も丸ごと受け入れられるし、自分は人の役にも立っていると感じられる状態のことですね。

自己有用感に依存しすぎない

とはいえ、自己有用感が高すぎるのもあまりよくありません。
なぜなら、それは根本的に自己有用感が低いことの裏返しかもしれないからです。
どういうことかと言うと、
根本的な部分で人の役に立っているという感覚を持てない（＝自己有用感が低い）
↓
手軽なところで安易に求めて、それがふくれあがっている（＝自己有用感が高い）

ということ。

具体的な例だと、おせっかいをして執拗に感謝を求める。

頼まれごとを必ず引き受ける。

ダメンズにハマる……など。

小さな自己有用感をかき集めると、それに依存してしまうようになります。するると、人の役に立つことを優先させて自分のことをおろそかにしてしまう、不健全な状態に陥りやすくなります。ちなみに、そういう人は他者の言動に対して敏感なので、69ページで説明したHSPであることが多いです。

だから、大切なのは、根本的かつ健全な自己有用感を育むこと。

そのためには、先述したように「仕事は必ず誰かの笑顔につながっている」感覚を持つことです。

ぜひ、日記を相手目線で書いてみてください。

とてもおすすめですよ。

周りが頑張っているのを見ると焦る

「自己投資をしなければ」とは考えなくていい

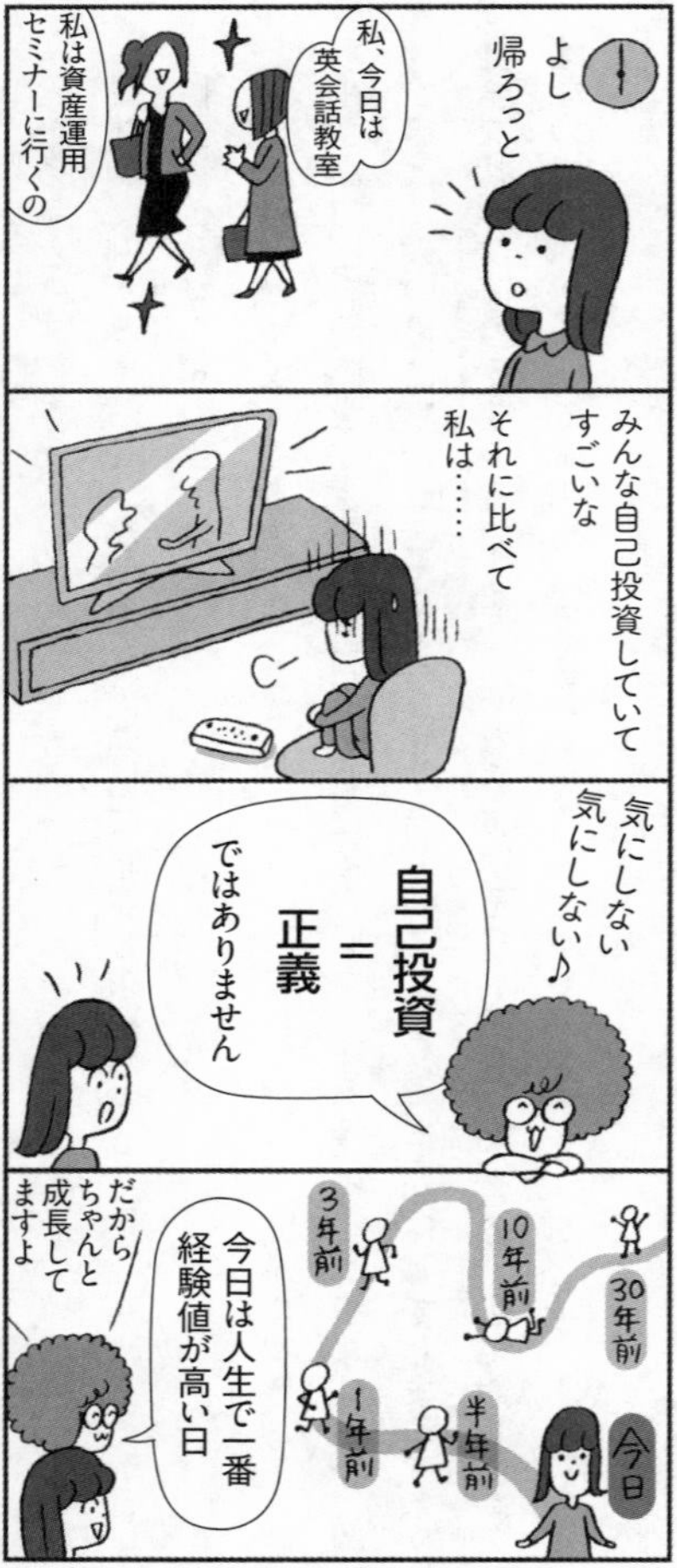
よし
帰ろっと
私、今日は
英会話教室
私は資産運用
セミナーに行くの
みんな自己投資していて
すごいな
それに比べて
私は……
気にしない
気にしない♪
自己投資
=
正義
ではありません
3年前
10年前
30年前
1年前
半年前
今日
今日は人生で一番
経験値が高い日
だから
ちゃんと
成長して
ますよ

「自分への投資」というのはよく聞く話で、語学の勉強や資格の取得、人脈の開拓などに励むことは、ポジティブなことだと考えている人が多いと思います。

もちろん、本人が本当にそれに興味があって頑張りたいのであれば、まったく問題ありません。

でも、私からすると、「自己投資は正義」のような同調圧力に巻き込まれている人も多いような気がします。

どちらかというと内向的なタイプなのに、人脈を広げに行こうとする人を見ると、そんなに無理しなくてもいいんですよと言いたくなります。

人によってタイプは異なり、社交的な人もいれば内向的な人もいます。

それにもかかわらず「人脈を広げるために、自己投資をするのはいいこと」という風潮を疑わずに、自分のキャラクターとは真逆のことを必死に頑張っている人を見ると、背中をさすってあげたくなります。

そもそも、私と話すときですら緊張して汗をダラダラと流しているタイプの方が、人脈をどんどん広げていけるとは残念ながら思えません。

あなたは毎日成長できている

経験は、日を重ねるごとに積み上がっていきます。

悲しいこともつらいことも、楽しいこともいろいろ経験をして、それらが自分の中で息づいています。

つまり、毎日必ず成長しているということ。

今日という日が、人生で一番経験値が高い日なのです。

そう考えると、自己投資という名のもとに、本当は興味のないことに時間や労力を使う必要もないのではないでしょうか。

みなさんは、周りがみんな自己投資をしているからといって、流されることはありません。

自分の時間は、自分のために使ってください。

やりたいことがあるけど一歩踏み出せない

「周りの目が気になってしまう」とは考えなくていい

本当はやってみたいこと、挑戦したいことがあるのに、「自分のキャラじゃないかな」「変に思われるかな」「周りから浮くかな」などと考えて、心にブレーキをかけている人もいるかもしれません。

でも、やりたいことがあるなら、やってみればいいと思います。

これは私の話になりますが、私は7年ほど前から金髪アフロのウィッグをかぶり、赤ブチ眼鏡をかけて、ブログを書いたりメディアに登場したりしています。

理由は、精神科のイメージを変えたかったからです。

世間的に、精神科には怖いイメージが強いためか、「牢屋みたいな病院でしょう？」「海外ドラマみたいに足に鎖がつけられているんですよね？」と言われることがよくあります。

でも、実際は内科と同じようなものです。むしろ、リラックスしてもらえるようにお花やインテリア雑貨を飾っているような、きれいなところが多いのが実情です。

ただ、錯乱している患者さんを対象とした入院施設がある場所では、危ないものを置かないことになっているので、たしかに殺風景ではありますが、それでも牢屋という表現は誤っていると思います。

もしも自分や自分の家族が精神的な病気を患って通院することになったとき、「精神科!? 牢屋みたいなところに通っているんだ……」と周りに思われるのは、嫌だと思うんですね。

だからまずは、どうやったらそういう怖いイメージを変えられるだろうかと考えました。すると、やはりというか、医者に対して「隙がない」「完璧な人」という世間のイメージが強いと感じました。そこで「逆に、隙しかないような状態だったらどうなるのかな」と考え、このスタイルにたどり着いた次第です。

浮いても嫌われてもかまわない

こういう活動を始めて7年ほどになりますが、私は精神科界隈《かいわい》のドクターたちからは、ものすごく嫌われてます（笑）。

精神科もそうですが、さらには医学界そのものから嫌われているほど。めちゃくちゃ嫌われています。

「医学界に対する冒瀆《ぼうとく》だ」「いくらなんでもふざけすぎ」「品がなさすぎる」「何をやってもいいわけではないし、本当に何やってんだ」というご意見をたくさんいただいています。

医学や医療というのは品があるものですし、尊いものだと思います。そういう独特の格式の高さというものは、医療の先駆者たちが築き上げてくださった賜物《たまもの》だと思います。

それなのに、私は格式をものすごく下げてしまっている。それに対して、お怒りの声はたくさん寄せられます。また、声は発しないものの、それに同意している同業者が大半だと思います。

けれども、私の目的は、まさにその格式を下げることにあるのです。

医者のとっつきにくい感じを払拭《ふっしょく》したい思いがあるので、逆に、お叱りの声が届くと、ありがたいと感じる面もあります。「少なからず影響を与えることができているんだな」と。

だから私自身は、こういう活動を始めて医学界で浮いたり、嫌われたりしても、あまり気にしていません。

そのおかげで、メディアの目に留まり、こうしてみなさんと本を介してお話しする機会もいただけたのですから、本当に始めて良かったと思っています。

だから、どうかみなさんも、チャレンジしたいことがあるなら、周りの目を気にして抑え込むのではなく、自分の気持ちを大切にしてください。

体調が悪くて会社を休みたい

「迷惑がかかるから会社を休めない」とは考えなくていい

絶対に休んだほうがいい状態なのに、休もうとしない方は多いです。

「迷惑をかけると悪い」と考えているからでしょう。

でも、そこは「お互い様」でいいと思うんですよ。

誰だって体調を崩すことはあるので、今、自分が休むことに罪悪感を覚える必要はありません。

だから私は、「迷惑をかけると悪いから休めない」と考えて無理をしている方には、次のような問いかけをしています。

「今日から会社を休むと想像してみてください。それで、実際にあなたが会社を休んだ影響で、明日会社がつぶれる可能性はどれくらいありますか？」

すると、みなさん「ほぼないです」と答えます。

もちろん、会社を休めない理由はいろいろあると思うんですね。自分にしかわからない仕事があるとか、必ず今日中に終わらせないといけない仕事があるとか。でも、会社の全体像からみたら、ほんの一部分なわけです。

だから、自分の健康を犠牲にしてまで働かなくてもいいのではないでしょうか。

良い意味で「自分の代わりはいくらでもいる」

この話をしたとき、

「たしかに、自分が休んでも会社はつぶれません。でも、それを認めてしまうと、自分の存在価値なんて微々たるものだと思えてきて、逆に落ち込みます」

と、言われたことがあります。

たしかに、そうかもしれません。

でも、体調が悪いときは、パフォーマンスも落ちていることでしょう。

だから、まずは体を治して、いつも通りの状態になってから、出社をすればいいと思います。


私自身は、昔読んだ本に載っていた言葉に常に支えられています。

「自分の代わりはいくらでもいるので、どんどん逃げましょう」

産業医はいくらでもいるし、精神科医もたくさんいるし、私よりも優秀な医師は山ほどいるわけだから、何かあれば、いくらでもパスしようと考えています。

それは決して、無責任に患者さんを放り出すという意味ではなく、他のドクターを頼るということ。自分のパフォーマンスが落ちているときに、安易な正義感で患者さんを抱え込むのではなく、双方にとってより適切な形を選ぶということです。

だから、「周りに迷惑をかけると悪いから休めない」とは考えずに、「お互い様」の気持ちで、自分の心と体を大切にしてください。

先行き不透明で不安になる

「この先どうなるんだろう……」とは考えなくていい

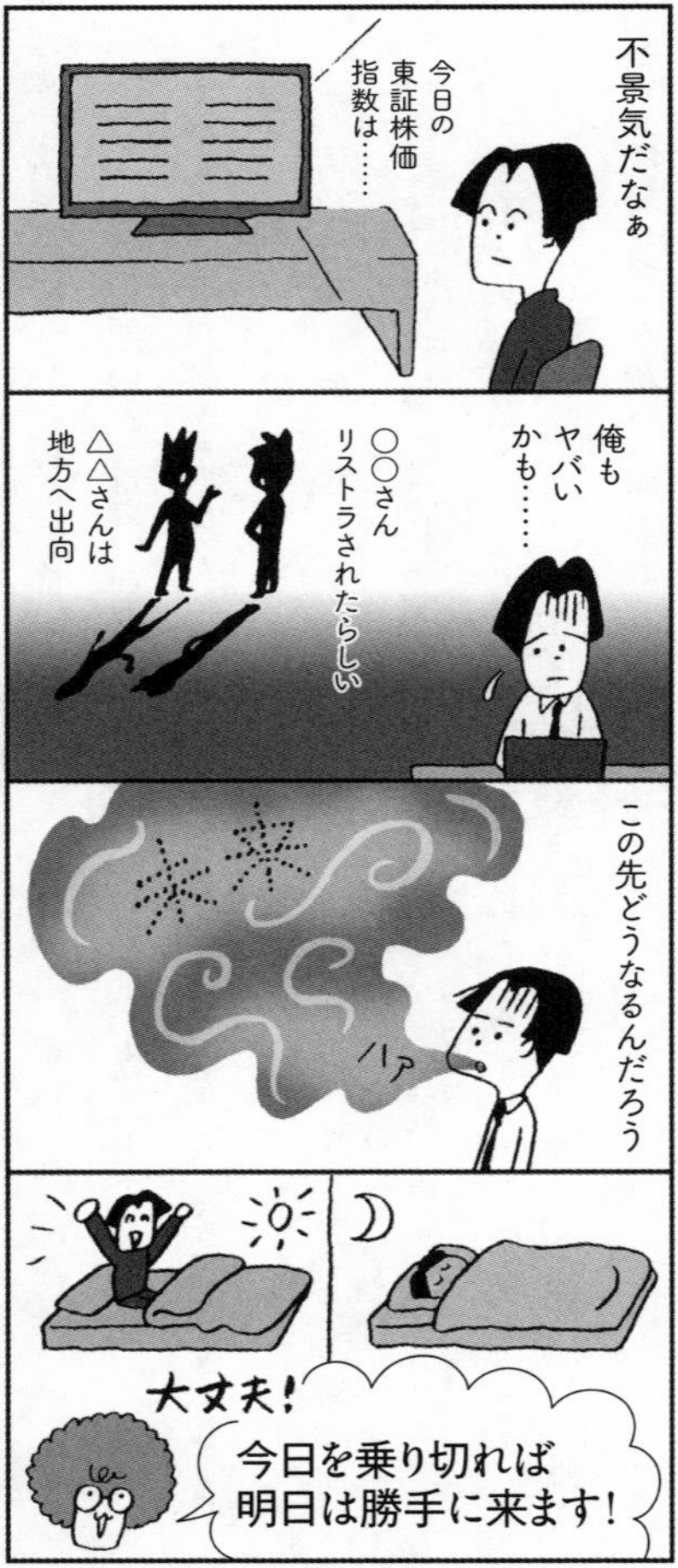

不景気だなぁ
今日の東証株価指数は……
俺もヤバいかも……
○○さんリストラされたらしい
△△さんは地方へ出向
この先どうなるんだろう
ハァ
大丈夫!
今日を乗り切れば明日は勝手に来ます!

今は先行きが不透明な時代で、「この先どうなるんだろう」と不安に駆られている人がたくさんいます。

先日、こんな相談をされました。

「この前、社外の方2名と打ち合わせをしました。すると、2人ともノート代わりにiPad Proを使っていて、スマートウォッチを身につけていたんです。一方の私はノートとペンで、アナログ時計でした。自分だけ新しい時代から取り残されそうで不安です……」

私は「全然大丈夫ですよ」と答えました。

要は、目的さえ達成できればいいので、ちゃんとメモをとれるならノートで十分ですし、時間を知るために時計をつけているなら、アナログで事足ります。

そもそも、自分から変化に適応していこうとしなくても、それが主流になれば人間は勝手に適応していくものです。

高齢者の方がスマホを持つようになったのも、ガラケーが販売されなくなったからですよね。

もし、ガラケーが今も流通していたら、わざわざ換えようとは思わないでしょう。慣れていないものに順応するのはエネルギーがいりますし、しんどいからです。

デジタル化もそれと同じで、主流になればやらざるをえなくなるので、自然と適応することができます。

だから、まだ従来の選択肢があるのであれば、無理して変化することにエネルギーをつぎ込まなくてもいいのではないでしょうか。「デジタルを使う」ことが目的ではないのですから。

自分のエネルギーは、自分の目的を達成し、成果を最大化させるために使うのが一番です。

このようなことを相談者の方に伝えたら、「そうですね。そんなに先のことで不安にならなくても、足元だけ見ていればいいですよね」と、おっしゃっていました。

まさにその通りです。

先を見すぎると、本当に見えないことだらけなので、どんどん不安になってしまいます。

とりあえず今日を乗り越えてみよう

だから、状況が毎日変わっていく現代においては、その場しのぎで毎日をつないでいく。そういう感覚でいいのです。

不安を消すためには、今を見るのが一番ラクですが、今だけを見ているわけにもいかないと思うので、とりあえず「今日一日くらい」で問題ありません。

今日一日を乗り越えれば、勝手に明日が来ます。

その明日を乗り切れば、また新しい明日が来ます。

「先が見えなくて不安」とは考えずに、一日一日、その場しのぎでいきましょう。

他人の意見に流されてしまう

「反対すると嫌われそう」とは考えなくていい

みんなの意見はAだけど、自分はBだと思っている場合、

「自分の意見を主張すると和を乱してしまう」

「これを言うと相手を傷つけるかもしれない」

などと考えてしまい、結局何も言えずじまいで「自分は本当に引っ込み思案だな」と、落ち込んでしまうことがあるかもしれません。


一般的に、自分の意見を主張できない人は、主張することによって嫌われたり、わがままだと思われたりすることを恐れている傾向にあります。

そして、その根底には、「相手の意見を否定することは、相手そのものを否定することだ」という考えが潜んでいます。

けれども、相手と異なる意見を主張することは、相手そのものを否定することではありません。

本当の気持ちを抑え込んでいると、自分でも自分がわからなくなってしまいます。

ですから、日ごろから、YESに流されそうなシチュエーションにおいても、自分的にNOならば、それをちゃんと伝える練習をしておきましょう。

他人の意見に流されやすいことで悩んでいる方には、「SNSでブロックする練習をしたほうがいいですよ」と私はお伝えしています。

SNSのブロックは、NOを言う練習

精神的に病んでしまう人は、真面目で優しい人が多いです。

真面目で優しいがゆえ、周りに気を遣って自分の意見を主張できなかったり、嫌なことがあっても嫌だと言えずに苦笑いで済ませたりして、NOという意思表示をできないことがよくあります。

そういう方は、ＳＮＳで嫌いな相手をブロックすることにも「失礼かな」「逃げたと思われるかな」などと考えてしまい、抵抗があるようです。

でも、近年はＳＮＳの誹謗《ひぼう》中傷が原因で亡くなる方もいるほどです。投げつけられる意見を底なしに受け止めていると、自分がどんどん傷ついてしまいます。

だから、「嫌だな」と思ったら、即座にブロックをしましょう。

「ブロック＝ＮＯという意思表示」なので、ブロックする経験を積み重ねていくと、実生活でも相手にＮＯと拒絶することに抵抗がなくなっていきます。ブロックボタンを押すことで、ＮＯを言う抵抗感を麻痺させていく感じです。

ちなみに私も、すぐにブロックをします。

先述の通り、私は医学界でものすごく嫌われているので、ＳＮＳにたくさん批判的な意見が届きます。コメントをしてくる方の他の投稿をのぞくと、医学的な話をされているので、やっぱり同業者なんだなと再確認しています。

だから、その手のアカウントは、息をするようにブロックします（笑）。数をこなすと、本当に何とも思わなくなります。おすすめですよ！

ミスをして落ち込んでしまった

「早く気持ちを切り替えないと」とは考えなくていい

ミスをすると、「どうせ自分なんて」「自分は何をやってもダメだな」というように、自分で自分を否定してしまう人がいます。

先日も、産業医面談で次のようなやりとりがありました。

Cさん「自分のミスのせいで取引先を怒らせてしまって、肩身が狭いです。本当に、自分でもどうしようもないヤツだと思います。早く気持ちを切り替えないといけないのはわかっているのですが、気持ちが沈んでしまって……」

私「早く気持ちを切り替えないと、とは考えなくていいですよ」

Cさん「え、どうしてですか?」

私「そもそも、ミスをしたら誰だって落ち込みます。むしろ、落ち込まないほうが問題ですし、ヘラヘラしていたら、ちょっとヤバいですよね」

Cさん「まぁ、たしかに……」

私「だから、落ち込むのは全然いいと思うんですよ。やってしまったことは、それはそれで仕方ありません。それに、落ち込むということは、Cさんはそれまで一生懸命取り組んでいたからではないですか？　仕事に対する熱量があったからこそ、落ち込むことができるんです」

Cさん「たしかに、そうですね」

私「だから、そこは自分を褒めてください。どうでもいいと思っていたら、ミスをしても落ち込みません。だから、落ち込むのは悪くありません。大切なのは、そこからです。今後、どうすればミスを起こさないかに気をつければいいと思います。無理に気持ちを切り替えようとすると、しんどいだけですよ」

Cさん「そうですね。少し気持ちがラクになりました。ありがとうございました」

やる気がなく適当に仕事をしていたら、ミスをしても落ち込むことはありません。仕事に真正面から向き合っていたからこそ、結果が大きく心に響いてくるのです。だから、落ち込んで当然です。落ち込むことは、頑張っていた証ですから。

落ち込みたいときは、とことん落ち込もう

「どれくらい落ち込んでいていいですか?」と聞かれることもあります。目安というのもおかしいですが、2週間以上落ち込みが続くと、うつ病の定義に入ってくるので、その半分くらい。1週間程度であればまったく問題ありません。

中には、お昼ご飯を食べただけでスッキリしたり、一晩寝たら切り替わったりする人もいます。もちろんそれは、落ち込みが足りないわけではありません。短いに越したことはないです。

要は、気持ちを切り替えようと、自分に言い聞かせるのは良くないということ。自然と切り替わる分には、早かろうが多少時間がかかろうが問題ないのです。

何事も計画通りに進められない

「やる気がないから成功できない」とは考えなくていい

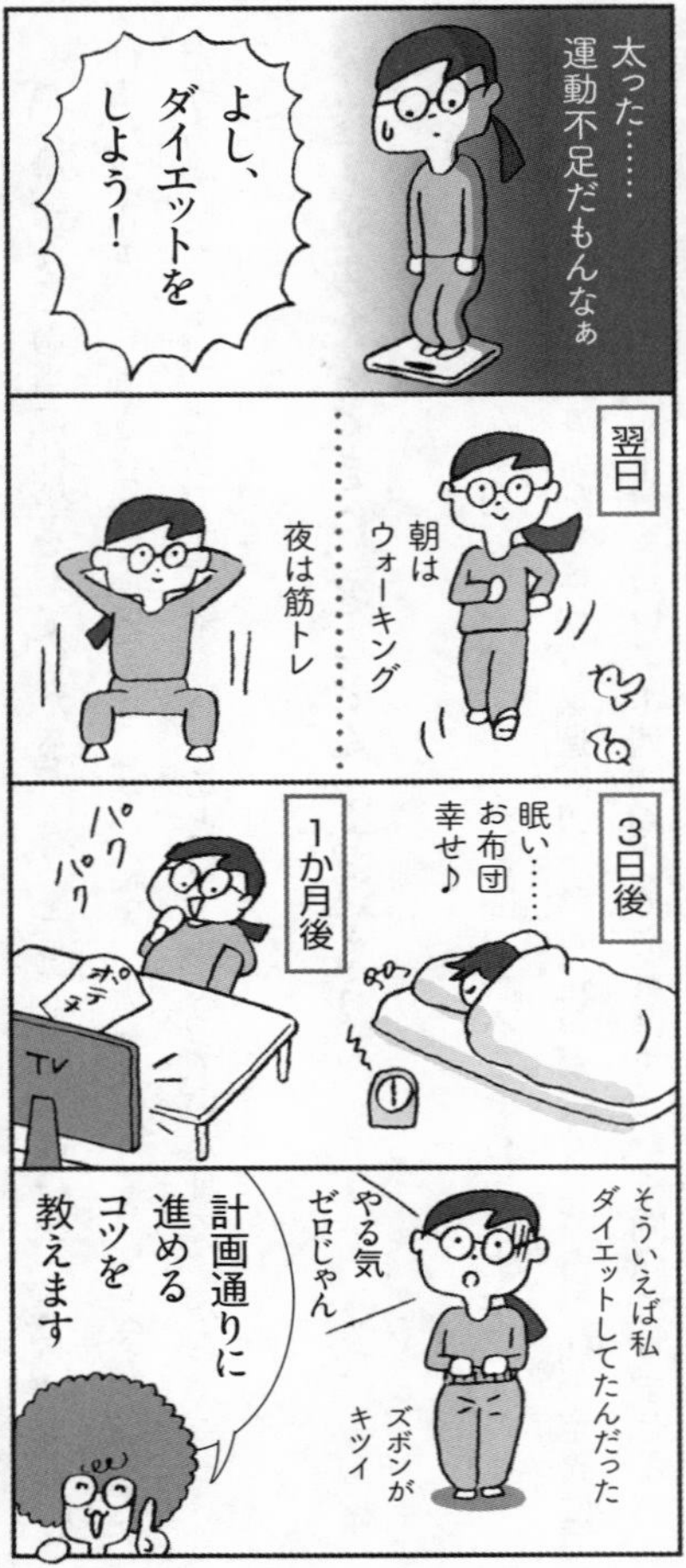
太った……
運動不足だもんなぁ
よし、ダイエットをしよう！
翌日
朝はウォーキング
夜は筋トレ
3日後
眠い……
お布団幸せ♪
1か月後
パク
パク
ポテチ
TV
そういえば私
ダイエットしてたんだった
ズボンがキツイ
やる気ゼロじゃん
計画通りに進めるコツを教えます

せっかく計画を立てても、気分が乗らなくて後回しにしてしまったり、目の前のことを優先したりして、立てた計画通りにいかないことがあると思います。

そうすると、「やる気がないからだ」「自己管理が下手くそすぎる」などと、自分を責めてしまう人がいます。

でも、そういう考え方はしなくていいと思います。自分を責めるよりも、計画通りに物事を進めるためにできることから実践しましょう。

私が考える、計画通りに進めるために大切なことは「目標を達成するための意欲を持続させること」です。どんなに意欲があっても、それが一過性のものだったら、計画は尻すぼみになってしまいます。

だから、いかにして意欲を持続させるための環境を作り出すか。これが、計画を達成するカギになると思います。そのためにできることは、主に4つ。

①目標を明確にする

「来週の金曜日までに企画書を完成させる」「今月中に100社に営業の電話をか

ける」など、具体的に何をどうするか、わかるようにすることが大切です。

そうしないと、どこがゴールなのかわからないので、ちゃんと前に進めているのか否かが判断ができません。

②目標を共有する

これは、宣言をするのがラクだと思います。あるいは、誰かと一緒にやる。一人だと投げ出したくなりますが、誰かと共有すると、それがいいプレッシャーになるので、引くに引けなくなります。

③目標を忘れない

特に、計画が長期にわたる場合は、すっかり忘れているケースがよくあります。例えば、「今年中にTOEIC700点をとる」という目標を掲げても、3か月後にはすでに忘れているなんてこともあると思います。

そうならないためには、紙に書いて壁に貼って目につくようにしたり、手帳で進捗を振り返ったりして、目標が頭から消えないようにすることが大事です。

④目標達成のための行動計画を具体的に立てる

先ほどの「今年中にTOEIC700点をとる」という目標の場合、そのためにはどんな行動をとればいいのか、と具体的な行動に落とし込むことが大切です。

なんとなくやっていると、目標に近づいているかどうかがよくわからないので、自分を叱咤《しった》激励することもできません。だから、目標に近づいていることを自分で評価できる仕組みが必要です。

ちなみに私は数年前、「半年で体重を10キロ落とす」という目標を立ててダイエットを試みました。毎日運動すると決めていたので忘れませんでしたし、「間食をしない」「21時からエクササイズをする」など行動計画も具体的に立てました。そして、SNSでダイエットの様子を共有しました。

みなさんの目が光っていたおかげで、なんとか達成できました。

予定していたところまで仕事が終わらない

「なんとしても今日中に終えなくては」とは考えなくていい

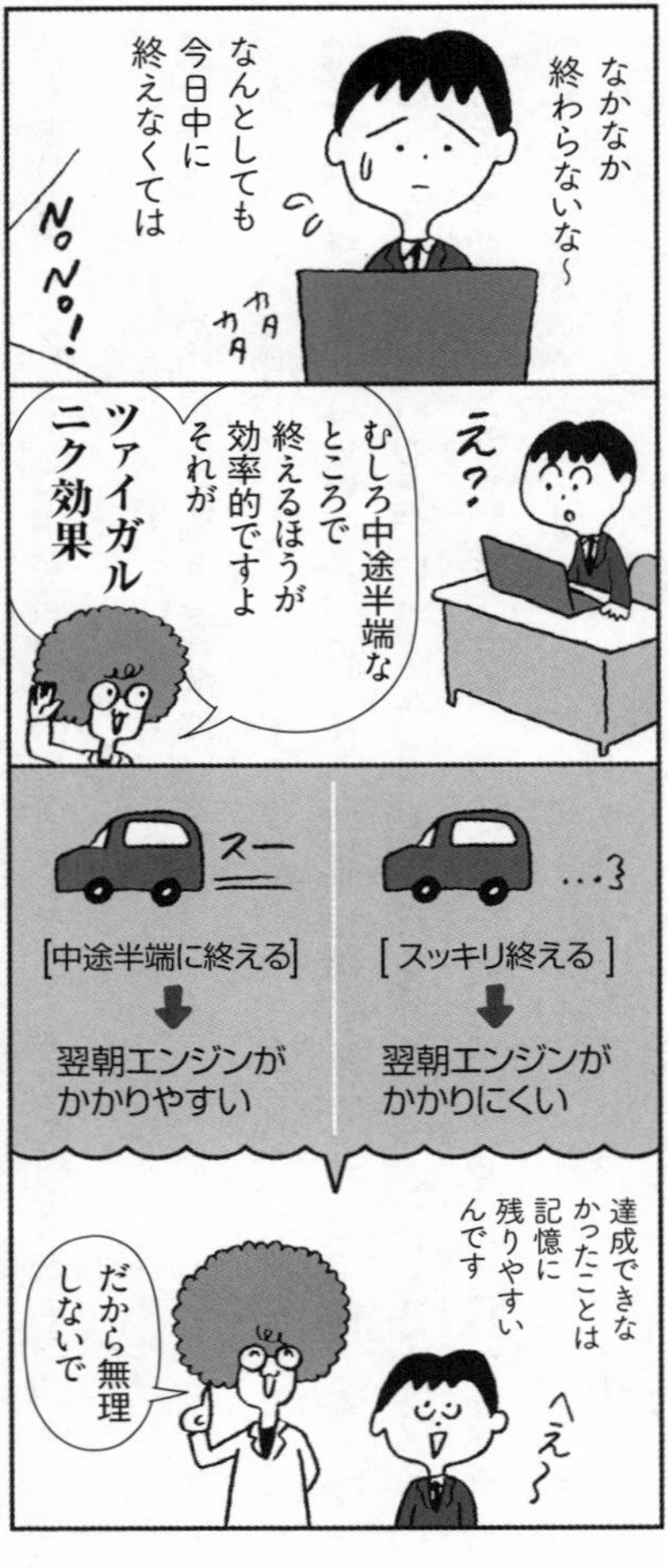
なかなか終わらないな～
なんとしても今日中に終えなくては
カタカタ
NoNo!
え？
むしろ中途半端なところで終えるほうが効率的ですよ
それがツァイガルニク効果
スー
…3
[スッキリ終える]
翌朝エンジンがかかりにくい
[中途半端に終える]
翌朝エンジンがかかりやすい
達成できなかったことは記憶に残りやすいんです
だから無理しないで
へえ～

予定通り、キリのいいところまで終えたい気持ちはよくわかります。

たしかに、予定していたところまで終わらずに仕事が中途半端になってしまうと、モヤモヤしますよね。

でも、実はそのモヤモヤを感じることが大切なのです。

長い目でみると、キリのいいところまで終えるよりも、キリの悪いところで終えてモヤモヤ感を残しておくほうが、効率よく仕事が進みます。

今日のやる気を明日につなげる

それは、「ツァイガルニク効果」によるもの。

ツァイガルニク効果とは、達成できなかった事柄のほうが、達成できた事柄よりも頭に残っているという心理的な現象のことです。

これを、仕事に当てはめて考えてみましょう。

キリよく終わらせた場合は気持ちがいいです。気分もスッキリするでしょう。

しかし、その分、「終わったこと」として脳の隅に片づけられて、印象が薄くなってしまいます。

そのため、翌朝仕事をスタートするときに、軽くアクセルを踏む程度ではやる気が喚起されません。ぐっと踏み込む必要があるため、午前中はなかなか仕事モードになれないのです。

一方、中途半端なところで終えている場合は、モヤモヤが続いています。それはアイドリング状態のようなものです。

だから、軽くアクセルを踏むだけで、スーッと加速できます。

最初は、なかなか慣れないかもしれません。

金曜日に仕事を残して、モヤモヤしたまま土日を挟んで、月曜日を迎えるのは抵抗がある人も多いと思うので、まずは平日に一晩、モヤモヤを放置するところから始めてみてください。

今日のやる気を明日につなげてみましょう。

上司からのメールが冷たい

「何かまずいことしたかな……」とは考えなくていい

メールは24時間いつでも送信できますし、電話と違って相手のタイミングを考慮する必要もないため、とても便利なツールです。

しかし、文字だけのやりとりなので、受け止め方によっては行き違いが生じることもあります。そのため、文面だけを見ると、相手が怒っているように感じたり、冷たくあしらわれているように感じたりして、「何かまずいことをしたかな」と、不安になることもあるでしょう。

そのようなすれ違いをなくすためには、「これを読むと、相手はどういう気持ちになるか」を双方がしっかり考えて、文章を作成することが大切です。

それをせずに、「わかるだろう」と思いながらやっていると必ず齟齬《そご》が生じます。

特に、若い人たちは「。」（句点）で終わる文章に対し、「怖い」「怒っている」と感じる傾向があります。「マルハラ」という言葉も、近年注目を集めています。

だから私の場合は、自分の気持ちが相手に正しく伝わるように、絵文字や顔文字をよく使います。

例えば、

「スミマセン(;つД`)」（謝罪）

「ありがとうございました^^」（お礼）

「よろしくお願いしますm(_ _)m」（お願い）

「いかがでしょうか……(>_<)」（提案）

「～だと思います(^_-)」（主張）

……という感じです。

絵文字や顔文字だけではなく、雰囲気が重くなりすぎないようにカタカナを混ぜたり、逡巡《しゅんじゅん》を示すために「……」を使ったりもします。

会社的に、絵文字や顔文字を使えない場合は、「～でうれしかったです」「私は～

は違うかなと思いました」など、自分の感情を文字でちゃんと伝えることが非常に大切です。

メールの宛先は最後に記入する

あと、これは余談になりますが、メールの場合は誤送信にも気をつける必要がありますね。

パスワードをかけてセキュリティを強化するなど、方法はいろいろあると思いますが、今すぐ簡単にできるのは「文面を打ってから最後に宛先を入れる」ことです。最初に宛先を入れて文面を打っていると、まだ書き終わっていないのに、うっかり送信ボタンを押してしまう恐れがありますし、誰を宛先にしているか見返さずに送ってしまうこともあります。

だから、宛先は最後に！

そう決めておくだけで、ミスをして落ち込む要素を減らすことができますよ。

「間が悪いヤツ」と思われたくない……

「電話をかけるタイミングが難しい」とは考えなくていい

スマホが発達したことによって、電話はより一層利用されるようになりました。メールと違って即時性が高いので、情報交換のスピードも早いです。

それは、電話の大きなメリットだと思います。

しかし、いつでもどこでもかけられる分、相手が何をしているのかわかりません。相手の状況がわからないので、「今、電話をすると迷惑かな」と一考する必要があります。これは、電話のデメリットでしょう。

かつてのように、オフィスの固定電話にかける場合、明らかに相手は会社で仕事中なので、電話するタイミングをそこまで深く考える必要はありませんでした。

また、お手洗いやランチ等で相手が離席中の場合は、「〇〇は席を外しております」と言われるだけなので、相手の休憩時間を邪魔することもありませんでした。

しかし、スマホの場合は違います。

タイミング悪く電話をかけてしまって、望んでいたような会話ができないこともあるでしょう。すると、「邪魔をしてしまったなぁ」「間の悪いヤツだと思われたかな」などと、気をもむことがあるかもしれません。

電話がかかってくる側からしても、突然自分の時間を奪われて作業の手を止めることになるので、少しイラッとすることもあると思います。

そう考えると、電話はたしかに便利ではありますが、意外とストレスがかかるコミュニケーションツールなのです。

電話をかけるときのルールを決めておく

ですから、「間が悪かった」と考えて気落ちしないで済むように、電話をかける場合のルールを決めておくと良いですね。

私は、緊急時だけに電話をするのが、一番いいと考えています。

そうしておくと、かかってきた側からしても「この人からかかってくるということは緊急なんだ」とわかるので、タイミングが合わずに出られなかったとしても、「間が悪い人だ」とは思わないでしょう。「間が悪い」とネガティブに捉えられてしまう人は、たいてい普段からどうでもいい内容で電話をしている場合が多いです。

「急ぎでなければ、メールでお願いします」

電話がかかってくるのがストレスだという方は、少しずつその気持ちを伝えていくことも大切です。

「ちょっと忙しいので、メールで送ってもらえますか？」とお願いしたり、電話を折り返す代わりにメールで要件を尋ねたりします。

そうやって、電話よりもメールがいいことを相手がわかってくれるまで待つか、あまりにもわかってくれない人には直接言うか。

私は、直接言うこともけっこうあります。

「緊急のとき以外は、なるべく電話をしないでいただきたいです」

「急ぎでなければ、メールでお願いします」

……という感じです。

直接言うのは大変といえば大変ですが、たまに「今、メールを送りました」と電話をしてくる人もいるので、そういう人には伝えないとわからないなぁと思って、直接言います。


産業医の中でよく聞く話に、「固定電話に出られない人がいる」というものがあります。最近は家に固定電話がないことも多く、携帯電話と違って相手の名前が表示されない電話に出るのが怖いというのです。

特に、若い方はSNSの文字のコミュニケーションに慣れているため、電話そのものに抵抗感がある人もいるようです。このように、電話自体にストレスを感じている方が若者を中心にたくさんいることも、知っておきましょう。

急に意見を求められると何も言えなくなる

「質問にはすぐに答えなくては」とは考えなくていい

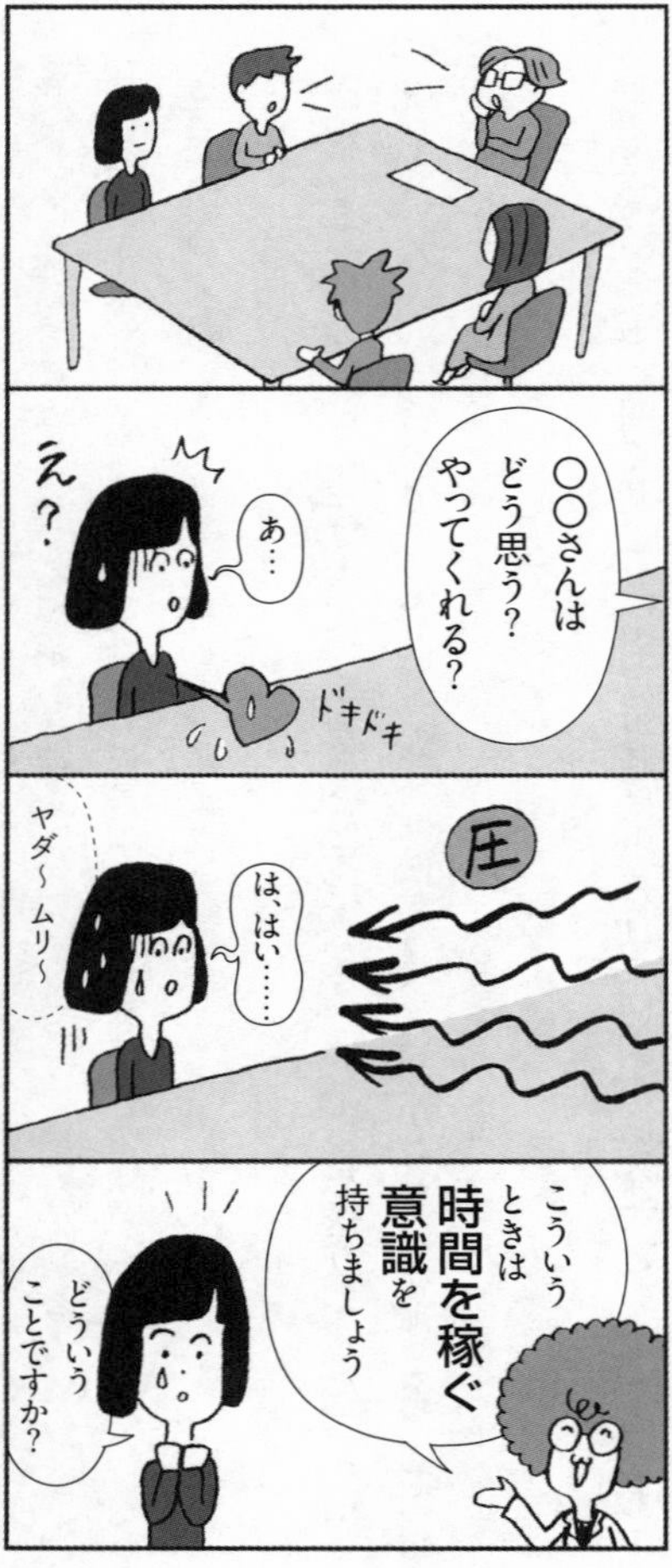
〇〇さんは
どう思う?
やってくれる?
あ…
え?
ドキドキ
圧
は、はい……
ヤダ～ ムリ～
こういうときは時間を稼ぐ意識を持ちましょう
どういうことですか?

会議で急に意見を求められると、焦りますよね。

心臓がバクバクして、頭の中が真っ白になることもあるかもしれません。

特に、上司や取引先など、上の立場の人から意見を求められた場合は、その場の空気に押されて自分が不利になることに同意してしまったり、言いたいことをうまく伝えられなかったりすることもあるでしょう。

そういうとき、「早く答えなくては」「何か言わないと」とは考えなくてもいいのです。

「時間を稼ぐ」意識を持つ

これは診察でもよくあることなのですが、医師が「じゃあ、明日から○○をしましょうか?」と聞くと、患者さんは「はい」としか言えないことがあります。

そこにはやっぱり、上司と部下と同じような無言の圧力がかかってしまっているんですよね。

医師が上、患者さんが下ということでは決してありませんが、専門知識の有無に違いがあるのは事実なので、非対等な関係になってしまうのだと思います。すると、患者さんは自分の意に反することも受け入れる羽目になりかねません。

受け手側は、「時間を稼ぐ」意識を大事にしてください。

その場ですぐに答えるのではなく、答えを出すための時間を確保するのです。診察の場面なら「今日はまだ気持ちを整理できないので、次回の診察のときに返事をさせてください」と答える。会議の席だったら「後で考えてメールします」「いったん、社に持ち帰って検討します」と答える。

その場ですぐに返事をしなければいけない決まりなんてありません。慌てずに無理をせず、言いたいことをきちんと伝えるようにしましょう。

言いたいことを箇条書きにしておく

言いたいことをきちんと伝えるためには、あらかじめメモをしておくのも良いですね。事前に自分の考えを整理しておけば、急に意見を求められても、時間を稼ぐ必要がなくなるかもしれません。稼ぐ分の時間を、先に使っておくイメージです。

私は、患者さんにも「言いたいことを箇条書きにしてきてください」とお願いしています。

話している間というのは、そのことで頭がいっぱいになるので、本当に伝えたいことを忘れてしまうことがあります。後になって家に帰ってから、「あれを聞きたかったのに」「あの相談をしたかったのに」と思い出し、「しまった……!」となることが多いようです。

ですから、私の診察では、聞きたいことや言いたいことを紙に書き出していただいて、私はそれに答える形をとっています。

準備をしておけば、無駄な緊張を取り除くこともできます。

自分の心にストレスを与えないように、できることからコツコツ取り組んでいきましょう。

仕事が自分に向いていない気がする

「仕事を好きにならなきゃいけない」とは考えなくていい

「仕事が自分に向いていない気がする」というのは、よく寄せられる悩みです。

そういうとき、私はこう答えています。

「続けられているなら、向いているのではないでしょうか？　それくらいの感覚でいいと思いますよ。だから『この仕事を好きになろう』と、無理をする必要はありません」

転職できる人は「生きるのが上手な人」

ただ、どうしても適性がないように感じて、今の仕事を続けるのがつらいのであれば、辞めるという選択肢も出てきます。

すでに何度か転職をしていると、「自分は逃げてばかりだ」と感じる人もいるでしょう。でも、産業医の立場からすれば、まったく問題ないと言い切れます。

会社を辞めて、また新しい会社に入るというのは、とんでもなくエネルギーがいることです。

だから、それを何度もできる人というのは、

「働く意欲、めっちゃあるな。すごいな」

と素直に思います。

それに、実は、そういう方は精神的な大病を患うことも少ないのです。重いうつ病は、ストレスフルな環境に身を置き続けることで発症するケースがほとんどです。

ですから、そうなる前に転職をして環境を変えられる人は、生きていくのが上手で、とても強い人なのです。自信を持ってください。

なかなか仕事で結果を出せない

「もっと頑張らないといけない」とは考えなくていい

努力をしているのに結果が出ないのは、苦しいことだと思います。

私のもとにも、

「頑張っているのに結果が出ず、上司からプレッシャーをかけられてつらいです」

という方がたくさんいらっしゃいます。

詳しくお話を聞いてみると、たしかにみなさん、ものすごく頑張っているんですよね。常に全力投球で仕事に向き合っています。

でも、私からすると、そこが心配です。

なぜなら、多くの方は「頑張る」を1種類しか持っていないから。

つまり、「頑張る＝全力投球」がスタンダードになってしまっているのです。

「頑張る」を1種類しか持っていないと、ちょっとした同僚からの頼まれごとも、取引先との大事な案件も、すべての仕事を同列に扱うことになります。

すると、エネルギーはすぐに枯渇してしまいます。膨大なストレスがかかり、いざというときに踏ん張りが利かなくなってしまうでしょう。

うつ病の患者さんに「頑張って」と励ますことが禁物であるように、自分自身に対しても、頑張ることを強いるのは好ましくありません。

「十分頑張ってるつもりなのに、まだ足りないんだ」

「これ以上はもう頑張れないよ」

と感じてしまい、ますますつらくなってしまうからです。

「頑張る」を6種類使い分ける

だから、「頑張る」は1種類ではなく、6種類持っておくのがおすすめです。

①全力で頑張ろう（100％の力で臨むイメージ）
②ちょっと頑張ろう（とりあえずやってみようという程度）
③できる範囲で頑張ろう（壁にぶつかったら誰かに助けを求める）
④ぼちぼち頑張ろう（期限ぎりぎりまでは放置しておく）
⑤余裕があれば頑張ろう（他にやることがなければ取り組む）
⑥誰かが頑張るだろう（主体的には関わらず、他力本願）

この6種類を常に意識して、仕事を任されるたびに、「どの頑張るを使おうかな？」と考えてみてください。その都度口に出すと、いい意味で自己暗示がかかり、心と体を守るブレーキになってくれるはずです。

こうやって、少しずつ力の抜き具合を覚えていきましょう。
あなたはすでに、十分すぎるくらいに頑張っているのですから。

第4章

心を強くする7つの習慣

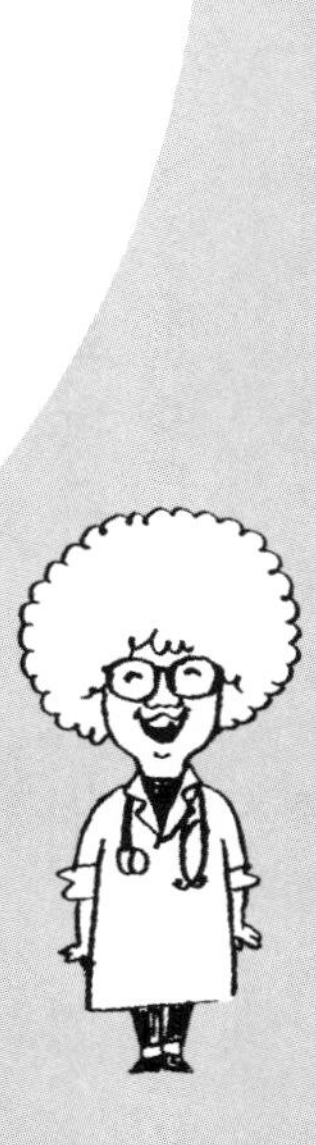

習慣1

「ボディスキャン法」で体調を確認する

「どうすればメンタルが強くなりますか?」

これは、患者さんから最も多く聞かれる質問です。

安心してください。

メンタルを強くすることは、誰でも可能です。

第1~3章では、場面ごとに即実践できる、心を守る術を紹介してきました。

それに対して、最後となるこの章では、もっと根本的なところについてお話ししたいと思います。

それは、あなたの心そのものを強くする方法についてです。

「考えなくていいこと」を自然と考えずに済む、強い心の育み方を紹介します。

▼体の「不調のサイン」に敏感になろう

まず、習慣にしていただきたいのが、体の変化に敏感になることです。

心を強くする方法を紹介すると言った直後に、どうして体の話が出てくるのかと不思議に思われるかもしれません。

しかし、不調というのは、まずは体に現れて、その後、心に出てくることが一般的です。したがって、体の調子を気にかけておけば、心に影響が出る前に対処できる可能性が大いにあります。

もちろん、「いちいち調子の変化を気にするような面倒なことをしなくても、体調が悪ければすぐにわかる」という方もいるかもしれません。

たしかに、熱が出たり頭痛がしたりすれば、体調不良は一目瞭然でしょう。

しかし、その一歩手前で認識できることこそが、とても大切なのです。

症状が大きく現れる前の「不調のサイン」をキャッチして、危ないなと思ったら、体をいたわる。そして、心にまで影響が及ぶのを防いでいただきたいのです。

「不調のサイン」は、しっかり意識していないとなかなか気づきません。

特に、緊張状態が続いているときは注意が必要です。

緊張感が高まると、体の悲鳴に鈍感になる

例えば、こんな話を耳にしたことはありませんか？

スポーツの試合中に、ある人が転倒しました。その人は、「大丈夫だ」と言ってそのまま出場していましたが、試合終了と同時に急に痛がり出して病院へ駆け込んだところ、実は骨が折れていた……。

これは実際、よくある話です。

緊張状態が続いているときは、体の悲鳴に気づくことができません。

そして、緊張状態が解けたとき、本来のダメージが体を襲い、下手をすると手遅れになるほど悪化していることがあります。

だからこそ、常日ごろから積極的に「今、自分の体はどういう状態なのか」を意識することが大切です。

仕事でいうと、大きなプロジェクトや慣れない仕事を抱えているときは、非常に強い緊張にさらされているため注意が必要でしょう。

不調に意識を向ける「ボディスキャン法」

不調のサインをキャッチするためにおすすめなのが「ボディスキャン法」です。

ボディスキャン法というのは、ＣＴスキャンで全身をくまなく撮影しているようなイメージで、体の各部位に意識を向けていく方法です。

方法は簡単です。

①横たわる。
②首から上に意識を向け、その中で疲れが出やすい3つの部分に集中する。
③上半身に意識を向け、その中で疲れが出やすい3つの部分に集中する。
④下半身に意識を向け、その中で疲れが出やすい3つの部分に集中する。

体勢は自由ですが、①のように寝転ぶと一番リラックスした状態で行なうことができるでしょう。目は、閉じていても開けていてもどちらでもかまいません。

首から上、上半身、下半身に分けて、普段から調子が悪くなりやすいパーツをそれぞれ3つずつ選びます。3×3＝9パーツです。

そして、CTスキャンで撮影しているようなイメージで、ゆっくり、じっくり、ひとつずつのパーツに焦点を当てて、普段と違うところがないかをチェックしていきましょう。

首から上の場合……頭・目・首など

□頭が締めつけられている感覚はないか？
□目が重たい感じはしていないか？
□首が少し詰まった感じはしないか？

上半身の場合……肩まわり・胸・おなかなど

□肩が凝っていないか？
□胸が息苦しい感じはないか？
□おなかが痛い、張っている感覚がないか？

下半身の場合……腰・太もも・ふくらはぎなど

□腰が痛くないか？
□太ももが張っており、だるくはないか？
□ふくらはぎが張っており、だるくはないか？

CTスキャンで
撮影しているようなイメージで
各部位に意識を向ける

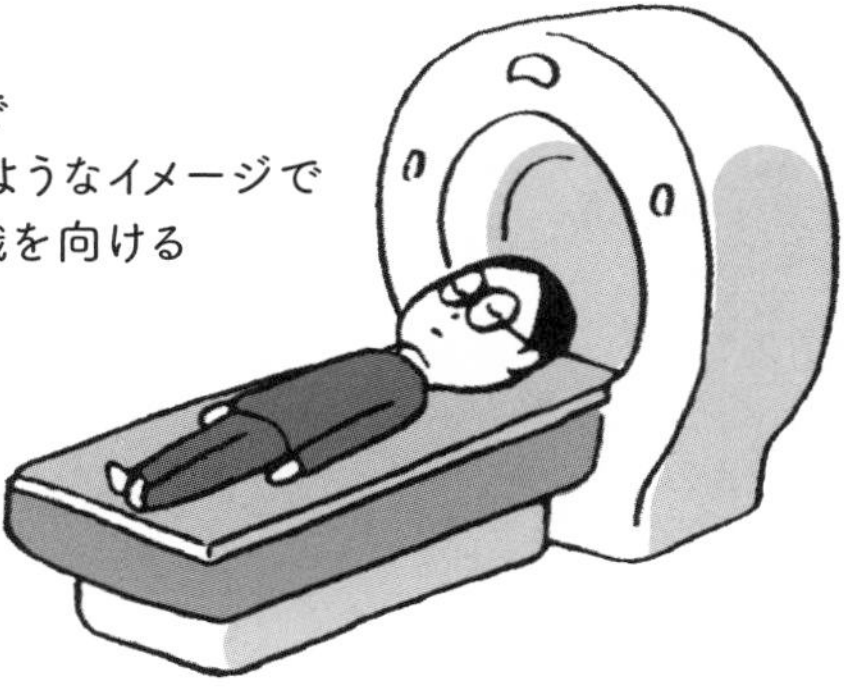

このようにチェックをしていくと、何かしらの違和感に気づくかもしれません。その違和感を自覚することが、とても大事です。

今まで意識してこなかった部位に焦点を当てることで、初めて違いに気づくことができる。それこそが、ボディスキャン法を行なう目的です。

そして、感じ取った違和感は素直に受け入れましょう。

「頭が痛い、嫌だなあ」とネガティブに捉えてはいけません。それは体からのSOSなので、「あ、今自分は頭が痛いんだ」というように、感じ取った状態をそのまま受け入れてください。

毎日行なうと違和感に気づきやすくなる

ボディスキャン法は毎日行ないましょう。

「今は特に仕事でプレッシャーも感じていないから、ヤバそうになったら試してみよう」と思っている方もいるかもしれません。

たしかに、緊張状態が続くような忙しいときほど、体に不調は現れやすくなります。だから、このような発想はある意味正しいです。

しかし、いざ忙しくなったとき、一度もやったことがない人や慣れていない人が、ボディスキャン法をやってみようと思うでしょうか？　きっと、そんな余裕はなくなっているのではないでしょうか。

だからこそ、今のうちから自分をしつけておくというか、パパッとできるような状態にしておくことを私はおすすめします。

さらに、毎日行なうことで、普段との違いを感じ取れるようになることも大事なポイントになります。

肩凝りや腰痛などの不調が常態化している人もいると思いますが、大切なのは、「昨日との違い」を感じることです。

その違和感をなるべく早い段階でキャッチして、ちょっと体調が優れないなと思ったら、ちゃんと休養できているか、睡眠がとれているかを振り返ってみてくださいね。

習慣2

入浴で体のメンテナンスをする

体のSOSをキャッチしたら、きちんとメンテナンスをすることが大切です。

私自身は、無理をすると頭痛がひどくなる傾向があります。

だから、ボディスキャン法で頭に違和感を覚えたら、「最近、仕事を抱え込んでいて睡眠時間が減っているな」と反省したり、「負荷が大きい仕事は断ろう」と仕事量を調整したりして、自分の体調を最優先に考え、生活のスケジュールを組み直すようにしています。

とはいえ、どうしても仕事が忙しく、さらに仕事を断ることもできなくて、どうしても十分な睡眠時間を確保できない人もいるかと思います。

そこで、睡眠以外の方法で、体のメンテナンスをする方法を紹介します。

▼入浴で体にエネルギーを巡らせる

入浴は、体をメンテナンスするにあたって、最も身近で効果が高い方法です。

実は、私は温泉療法医でもあります。

温泉療法医というのは、温泉療法を行なう人に対して療養指導を行なうほか、普段の入浴に対しても、医学的に効果が認められている方法を指導する医師のことです。

そんな私から、体を効率よくメンテナンスするお風呂の活用法をお伝えしたいと思います。

まずは、お風呂のメリットについて説明します。

最大の特長は、深部体温（脳や内臓など体の内部の温度）が上がり、血流が良くなることにあります。血流が良くなると、私たちの体にある37兆個の細胞に、酸素や栄養、熱が行きわたります。それと同時に老廃物が回収されるため、細胞一つひとつが元気になり、すっきりリフレッシュした感覚が手に入ります。

反対に、血流が悪いと、全身の細胞にエネルギーを供給することができません。また、回収作業がとどこおってしまうため、疲労物質が蓄積したり、それによって血管が圧迫されたりするので、痛みや凝りが生じやすくなります。


また、副交感神経が優位になることも入浴の大きなメリットです。

副交感神経は、すでに説明したように、自律神経の一種で心身をリラックスモードにする働きがあります。

実は、この副交感神経は、血流が良くなると優位になる傾向があるのです。

疲れた体で湯船に浸かっていると、なんとも言えない心地良さを感じますよね。あれは、副交感神経が優位になっている証です。

それでは一体、深部体温を上げて血流を良くするためには、どのような入り方をすればいいのでしょうか。

疲れがスッキリとれる入浴方法

お風呂の効果を最大限享受するためには、次の①~③のように、入浴時とその後の行動もカギになってきます。

①41度くらいのお湯に10~15分浸かる
②お風呂から出た後、15分程度は体の熱を逃がさないようにする
③リラックスして過ごし、入浴してから約90分後に布団に入る

①は深部体温を上げるために大切なことです。最低でも10分は浸かりましょう。連続した10分ではなく、2~3回に分けてもOKです。入浴中に息苦しさを感じたら、無理せずお湯から出ましょう。

湯温は、自分が「気持ちいい」と感じる温度がベストです。一般的には41度くら

いだとされているので、まずはそこから始めて、微調整をしてみてください。

ただし、42度以上は避けましょう。熱すぎると交感神経が刺激され、副交感神経が優位になりにくくなります。

また、湯船から出るときは、立ちくらみに注意してください。深部体温が上がると、血管が拡張して血圧が下がりやすくなります。手すりにつかまる、ゆっくり移動するなどを心がけ、転倒しないように気をつけましょう。

お風呂から出た後は、なるべくポカポカした状態を保つようにしてください。エアコンや扇風機で体を急激に冷やすのはやめましょう。

体が急激に冷えると血管は収縮し、血圧が大きく変動してしまいます。入浴から15分程度は熱が逃げないように安静に過ごし、全身に血液をしっかり巡らせて、入浴の恩恵を最大限享受しましょう。

なお、入浴後は脱水症状になりやすいので、コップ1杯程度の水分補給を忘れずに。胃腸を冷やさないためにも、常温の水がおすすめです。

▼入浴から90分後に布団に入ろう

③は重要なポイントです。人間は、深部体温が下がっていくときに眠気を感じるようにできています。元々、深部体温は一日の中でなだらかに上下していて、眠る2～4時間前に高くなるように設定されています。そして、それが下がっていくときに眠気を感じ、睡眠に誘われるのです。

入浴すると、深部体温を約1度上げることができます。それが、90分くらいかけてゆっくりと下がっていきます。つまり、入浴で急激に深部体温を上げることによって、深部体温が下がりやすい状態になり、熟睡のスイッチが入りやすくなるのです。

したがって、入浴から約90分後に布団に入ると、自然と眠くなり熟睡できます。お風呂を活用することで睡眠の質を上げることができるのは、うれしいですね。正しい入浴方法を習慣にして、体をしっかりメンテナンスしていきましょう。

習慣3 心のコンディションを確認する

まず、知っておいていただきたいのは、メンタルトレーニングは筋トレとは根本的に異なるということです。

筋トレのように、肉体にハードな負荷をかけて強靭《きょうじん》な筋肉を育む方法は、メンタルトレーニングには当てはまりません。

そもそもメンタルは、筋肉と違って、どれだけ負荷がかかっているかがわかりづらいです。そのため、しっかりと自分でメンタルのコンディションを意識していないと、ある日突然ポキッと折れてしまう恐れがあります。

それでは一体、どのようなメンタルトレーニングをすればいいのでしょうか？

方法は簡単です。次のことを一日の終わりに行なってください。

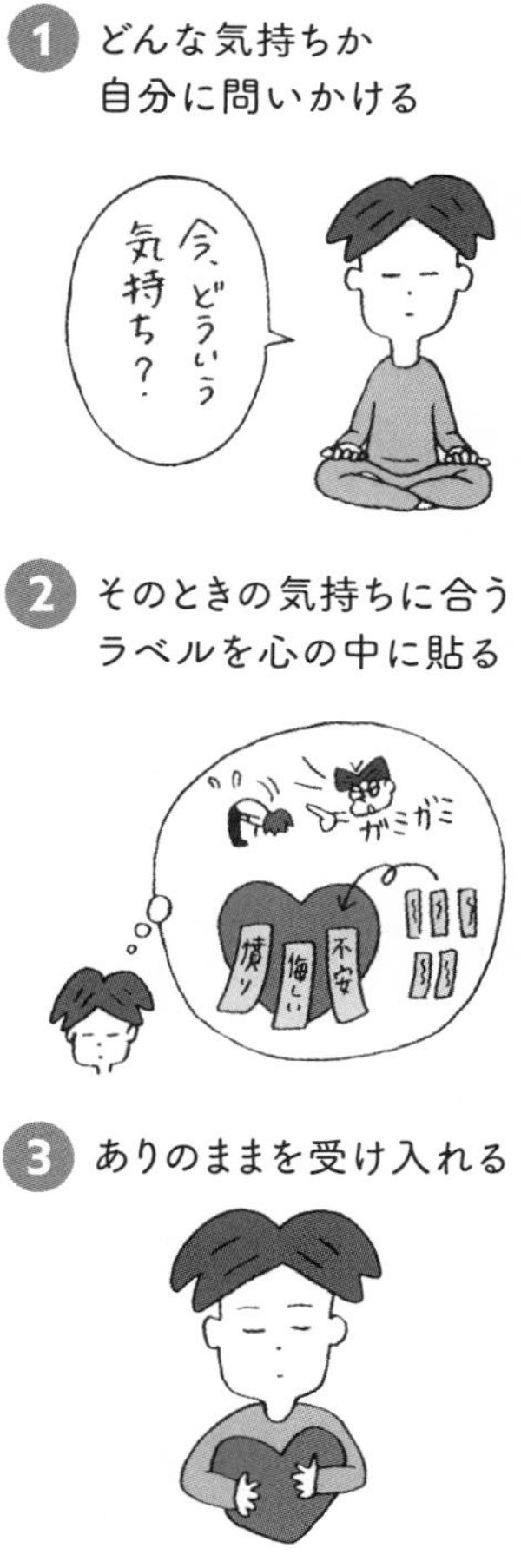
1 どんな気持ちか
自分に問いかける
今、どういう気持ち？
2 そのときの気持ちに合う
ラベルを心の中に貼る
ガミガミ
憤り
悔しい
不安
3 ありのままを受け入れる

まずは、その日にあったことを振り返りながら、自分に「今、どういう気持ち？」と聞きます。すると、ざわざわした気持ちやムカつく気持ちなど、いろいろ浮かんでくると思います。

それでいいんです。浮かんだ気持ちを、そのまま見つめましょう。

しかし、いろいろな気持ちが浮かんでくるとはいえ、それを言語化するのは意外と難しいです。

そこで、②の作業に移ります。

ラベルは、あらかじめいくつか用意しておきます。「不安」「イライラ」「焦り」「恐れ」など、自分が抱きやすい感情を10個くらい挙げておきましょう。

ラベルを貼って気持ちを言語化してみる

ラベルは、一度に何枚貼ってもかまいません。

例えば、一日を振り返って、上司に怒られたことを思い出したとします。うまく言葉にできないけれど、とにかく嫌な気持ちになりました。そこで、用意しておいたラベルの中から、そのときの気持ちに近い「イライラ」「焦り」「恐れ」を取り出し、心の中にペタペタ貼ります。自分の心の中に入れていくようなイメージです。

もちろん、ラベリングをしているときに、「そういえばこの間も、あんなことがあったな」「本当に、あの上司には腹が立つ」など、ネガティブな気持ちがどんどんつながって、増幅していくこともあるでしょう。

でも、それでかまいません。抑圧することが一番良くないので、気持ちをしっかり出せていることを評価しましょう。

また、ラベルの内容は、感情のほかに「明日会社に行きたくない」「あの人に会いたくない」などのような感想でもかまいません。

こうして、モヤモヤしている漠然とした思いを言語化していくと、「いつも同じラベルを貼っているな」「意外と自分の悩んでいることって、いつも同じで単純なんだな」と、自分の感情を俯瞰《ふかん》できるようになっていきます。


最後に③を行ないます。

多くの人にとっては、これが一番難しい作業になります。

言葉にすると、「貼ったラベルをそのまま受け入れる」「自分は、今こういう気持ちなんだと知る」ということですが、いまいちピンとこないかもしれません。

誰しも必ず、「認めたくない」思いが湧いてしまいます。自分の心が弱っている、調子が悪いことを受け入れるのは、とても勇気がいることです。

なぜなら、それは「結局、自分が弱いからこうなるんだ」と、自分そのものの弱さを認めることと表裏一体にあるからです。

素直な感情を認めてしまうと、「もうどうしようもない」「将来が真っ暗」のような気持ちを抱くことが多いため、心が拒絶反応を示すこともあるでしょう。

でも、自分の心を正確に見積もれるようにすることは、心を強くするために欠かせません。だから、怖がらずに、ありのままを受け入れましょう。

▼ネガティブな気持ちを受け入れる3つのポイント

そのためのポイントは3つあります。

ポイント1 優しく包み込む

ネガティブな気持ちを批判せずに、優しく包み込んでください。「こんなことを考える自分はダメだ」などと思う必要はまったくありません。愛のある言葉、ねぎらいの言葉、温かい言葉を自分にかけましょう。

ポイント2　みんな一緒だと考える

他の人も同じような悩みを持っていることに気づきましょう。順風満帆《じゅんぷうまんぱん》に見える人も、実は同じような悩みを持っていたり、過去に同じような経験をしていたりするものです。「こんなにダメなのは自分だけだ」などとは考えず、みんな一緒だという意識を持ちましょう。

ポイント3　プロセスを評価する

悩みを抱えるまで、いろいろあったと思います。そのプロセスにおいて、自分なりに努力したことがあったでしょう。それをしっかり評価してください。たとえ今は失敗した形になっていたとしても、それによって、途中の努力が帳消しになるわけではありません。頑張った事実を評価して、最後の最後まで、自分は自分の味方でいてください。そうすることで、「自分もけっこう、頑張っているな」「このままでいいんだ」という安心感を得ることができます。

習慣4

自分が大切な人に励まされている姿を想像する

習慣3の「心のコンディションを確認する」は、慣れるまではけっこう難しいと感じるかもしれません。

特に、最後のステップである「ありのままを受け入れる」ことができないと、よく言われます。たしかに、自分の弱い部分をあぶりだし、それを自ら受け入れるというのは難しい作業です。

そのため、最後のステップがうまくできない方には、こちらの方法をおすすめしています。

自分ではなく、大切な誰かに声をかけてもらっている姿を想像してみましょう。

例えば、パートナーや亡くなったおばあちゃん、恩師など、自分が頼りにしている人、愛している人などに登場してもらいます。「この人に声をかけてもらえるとうれしい」と感じる人がベストなので、神様でもいいですし、好きな芸能人やペットでもかまいません。

もし、誰も思いつかない場合は、自分が心地良いと感じる景色でもOKです。その場合は、写真があったほうがイメージしやすいかと思います。

そして、思い浮かべた相手から、自分が話しかけられているところをイメージしてください。

例えば、プレゼンで失敗し、「後悔」「悲しみ」「周りに置いていかれる」「会社に行きたくない」などのラベルを心の中に貼った場合。

想像した相手「残念だったね。悔しくて悲しい気持ち、よくわかるよ」
自分「こんなにダメなヤツは、他にいないよね」
想像した相手「そんなことないよ。今日、プレゼンを成功させていたあの人だって、すごく練習しただろうし、本番は緊張もしただろうし、大変だったと思うよ」

自分「でも、結局成功する人としない人じゃ、雲泥の差があるよ」

想像した相手「たしかに、成功しなかったのは残念だけど、全部が全部ダメになったわけではないよ。ちゃんと努力したんだから、必ず成長しているよ」

自分「でも、資料を作るためにAさんやBさんにも手伝ってもらったのに、失敗してしまって……。合わせる顔がないよ」

想像した相手「すごいね。たくさんの人に助けてもらったんだね」

自分「たしかにそうだな。感謝しないといけないね。けっこう自分は恵まれているのかもしれないな」

想像した相手「〇〇〇〇〇」

▼ポジティブな言葉で締めくくる

ポイントはラストにあります。

想像した相手にかけてもらう「〇〇〇〇〇〇」は必ずポジティブな言葉にして、会話を締めくくりましょう。

例えば、

「あなたが幸せになれるように願っています」

「あなたが心穏やかに過ごせますように」

「健康でいてくれたらそれだけで嬉しいよ」

……という感じです。

アレンジはいくらでもできると思うので、好きなようにポジティブな言葉で締めくくってみてください。

さて、どうして最後をポジティブな言葉で終えるかについては、意外と奥が深い話になります。

というのも、そのひとつ前までの会話が、すでに傷ついている心に対するアプローチである一方で、最後の一文は未来に対するエールだからです。

心の不調と向き合い、それを受け入れることは、明日や明後日以降の未来に対して、不安を抱えることでもあります。

想像してみてください。

今、自分は落ち込んでいる気持ちを浮き彫りにして、それを認めています。しんどい思いをしている自分を受け入れているわけですから、そんなときは明日がいい日になるとは到底思えないでしょう。

だから、それを打ち消す何かが必要になります。

そしてそれが、大切な誰かからのエールなのです。

大切なあの人が、自分の幸せな明日を、未来を願ってくれている。

そういうポジティブな終わりがあることで、恐れずにネガティブな部分を浮き上がらせることができますし、未来に対する安心感も得ることができるのです。

大切な人の力を借りて自分を励ます

1 大切な人、ペットなど
自分を励ましてくれる
相手を思い浮かべる

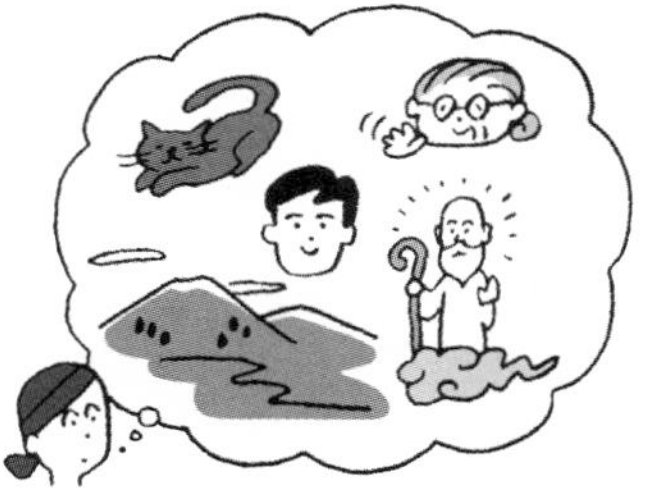

2 その相手と
会話をしている様子を
イメージする

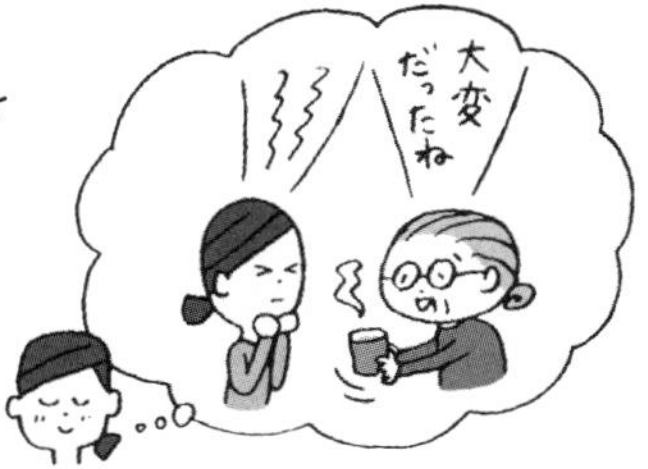

3 最後に
ポジティブな言葉を
投げかけてもらう

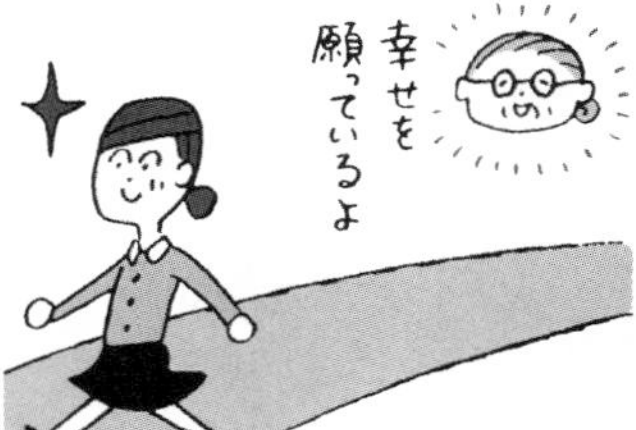

習慣5

「4・2・6の呼吸法」で心をととのえる

心のコンディションを確認した後は、積極的にメンテナンスをしていきます。方法は主に3つ。

1つ目に紹介するのは、呼吸法です。

これは、「マインドフルネス」と言い換えることもできます。

マインドフルネスというのは、つらい過去や不透明な未来を考えるのではなく、今この瞬間に焦点を当てて、そのまま受け入れることで穏やかな状態を作っていくというものです。

すっかり有名な方法になりましたが、まだちょっと胡散臭《うさんくさ》いと感じている人もいるかもしれません。

実際、私も少し怪しんでいたのですが、近年、医学的なエビデンスが次々と明らかになってきました。

一番多く報告されているのは、MRIで検証した脳の変化についてです。

ネガティブな感情が消える呼吸法

人間は、恐怖やネガティブなことを感じると、脳の中にある扁桃体《へんとうたい》という部分が活性化するようにできています。「危険ですよ」という警告を出してくれるのです。

ところが、ある呼吸法を実践すると、その活性がかなり落ち着くことがわかりました。つまり、呼吸によって、恐怖やネガティブな感情が薄くなる、もしくは消すことができるのです。

その呼吸法を紹介しましょう。

①一人になれる静かな場所で横たわる。

②自分が呼吸をしていることを意識する。そのまま約1分。
③鼻から4秒かけて息を吸い、2秒止めて、6秒で口から細く吐く。
④約10分で終了。

いくつか補足します。

体勢は横たわる以外に、あぐらでも正座でも、なんでもOKです。目も、開けていても閉じていてもどちらでもかまいません。リラックスできる状態を心がけてください。

②の、自分が呼吸していることを意識する方法はいくつかあります。例えば鼻に意識を向けて、鼻の穴から空気がスーッと入ってくることを感じる。あるいは、おなかに意識を向けて、おなかがふくらんだりへこんだりすることを感じる。この場合は、へその下に手を当てるのがおすすめです。呼吸をするたびに、おなかと一緒に手が動くので、呼吸していることを意識しやすくなります。

③は、必ずこの秒数通りにしなくてはいけないわけではありません。押さえてほ

しいポイントは、息を吸うよりも吐くほうが長いことです。

自分に合うリズムがあると思うので、それを探していただければと思います。適度な秒数がよくわからない方は、紹介した通り「4・2・6」のリズムを意識してみてください。この10分間は、あくまでも目安です。

最初はなかなか慣れないので、雑念が湧いてきて集中できないと思います。それはそれでかまいません。どうしてもできない方は、無理に10分間行なおうとはせずに、次の習慣6以降の方法を試してみてください。

でも、慣れてきたら10分以上、余裕でできるようになる人がほとんどです。「落ち着くから、ずっとやってしまいます」という方も多くいます。もちろん、長くやっても問題ありません。

▼脳に供給される酸素量を増やす

なぜ、この呼吸法を行なうことで、心をメンテナンスできるのでしょうか?

そもそも、不安なときや焦っているときなど、ネガティブな気持ちになっているときは、呼吸が必ず乱れるものです。

ほとんどの人は、速くて浅い呼吸になります。

しかし、そうすると脳に供給される酸素量が不足するため、いつまでたっても悪い状態を脱することができません。

一方、紹介した呼吸法のように、深くて長い呼吸をすると、脳に供給される酸素の量を増やすことができます。その結果、脳からのセロトニンというホルモンの分泌を促進させることができるのです。セロトニンは、通称「幸せホルモン」と呼ばれており、精神の安定に深くかかわっています。

実際、医療の現場では、この呼吸法を実践することで薬の量を減らせることも多々あります。抗不安薬と呼ばれるものを一日3回飲んでいた方も、呼吸法を習慣化させることによって、1週間に1回飲むか飲まないかくらいまで減らせることができたのです。

4・2・6の呼吸法

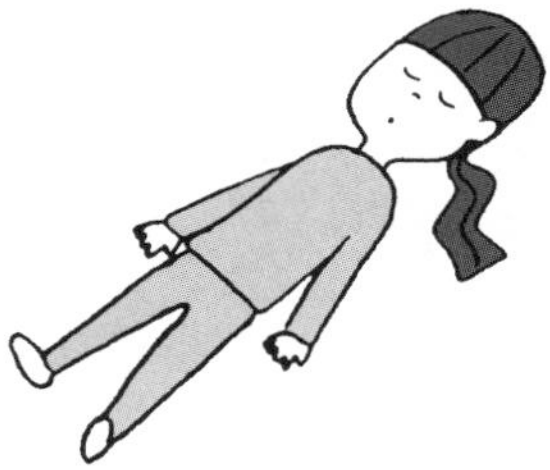

1 静かな場所で横たわる。

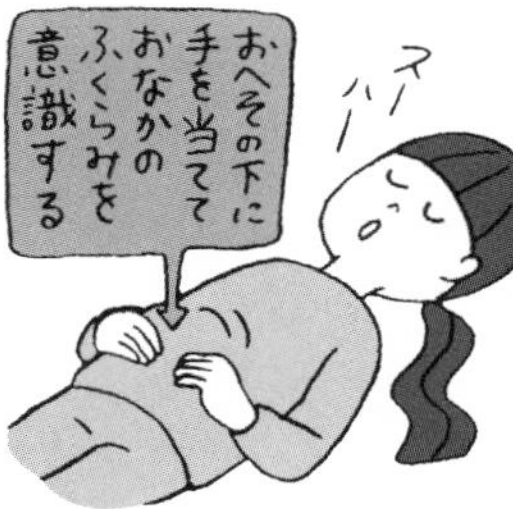
おへその下に
手を当てて
おなかの
ふくらみを
意識する
スー
ハー

2 自分が呼吸をしていることを意識する。1分間。

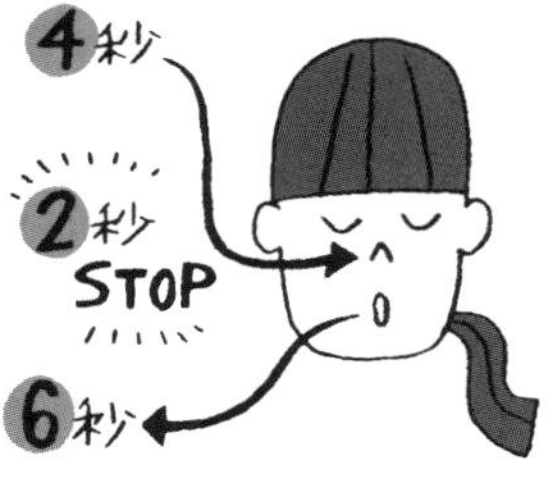
4秒
2秒
STOP
6秒

3 鼻から4秒かけて息を吸い、2秒止めて、6秒で口から細く吐く。

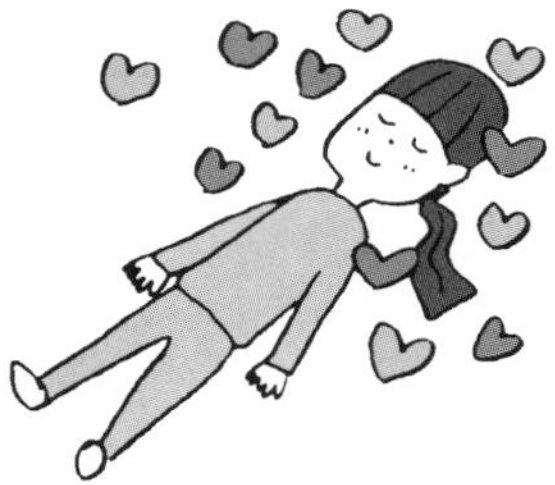

4 約10分で終了。幸せホルモン「セロトニン」が分泌されて心が落ち着く。

習慣6 「マインドフルネスウォーキング」で五感に集中する

呼吸法がうまくできない、じっとしているのがつらいという方には、2つ目のメンテナンス法である「マインドフルネスウォーキング」をおすすめしています。

方法は簡単です。頬に当たる風や大地を踏みしめる靴の裏など、五感に集中して歩く。これだけです。

ただし、ポイントがいくつかあります。

□通勤途中などの「ながら」に行なうと、そこへ向かうという目的に意識がいってしまうためNG。歩くために歩く。

□不快になる音や景色が入ってくると心が乱れるので、いったん仕切り直す（安全な場所で立ち止まり、深呼吸をしてから再スタート）。

□15分くらい、毎日行なう。

この方法が「マインドフルネスウォーキング」と呼ばれる理由は、視覚や聴覚など、特定の感覚に集中するからです。それによって、雑念に振り回されることなく、「今」に集中しやすくなります。

先ほどの呼吸法とは違い、実践しやすいのがいいところです。目を楽しませてくれる緑や、耳をにぎわせる鳥のさえずり、嗅覚を刺激する土の匂いなど、五感のアンテナをピンと張って、それに集中しましょう。

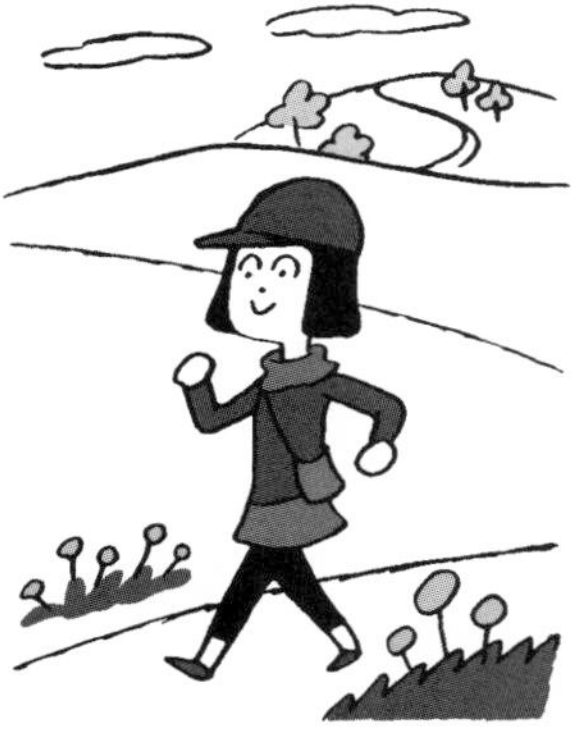

習慣7

「4行日記」で自分の長所に目を向ける

これは非常に手軽でありながら、効果が高い3つ目の方法です。
一日の最後に、次のような日記を書いてみてください。

①今日うまくいったことを3つ箇条書きにする（1行に1つ）
②4行目に、明日への祈りや願いを書く

①の内容は、どんなにささいなことでもかまいません。

□時間通りに起きた
□午前中に洗濯物を干した
□ゆっくり満月を見た

自分を褒められる行動や、心地良く感じた瞬間など、思い出すとちょっとうれしくなるようなことを3つ書きます。

書く数は、1つでもダメだし、4つでもダメ。

3つに限定することが重要なポイントです。

なぜなら、日によって差をつけたくないから。

▼「昨日の自分」と「今日の自分」を比較しない

例えば、昨日は張り切って10個うまくいったことを書いたとします。

でも、今日は2個しか思いつかない……となると、自分の中で比較が生まれてしまいます。

そうすると「昨日の自分はすごく頑張っていたのに、今日の自分はイマイチだな」と思ってしまうかもしれません。

この日記を書く目的は、自分のいいところに目を向ける習慣をつけることです。

小さな成功体験を積み重ねていくことで、自分もやればできると思うようになって、心の傷をメンテナンスできるようになります。

そのために、ちょうどいいのが3つという数。

1~2個だと少ないし、4つ以上になるとちょっと面倒になってくるので、私は3つがベストだと思っています。


そして、最後の一文、4行目にはポジティブなメッセージを書きましょう。

「打ち合わせがうまくいきますように」のような仕事にまつわる願いでもかまいませんが、そういうイベントが毎日あるとは限らないですよね。

ですから、「明日も笑顔でいられますように」「美味しいご飯が食べられますように」などの漠然としたメッセージでかまいません。

あなた自身が、あなたの最良の味方となり、エールを送ることが大切です。

おわりに

この本を手に取り、最後までお読みいただき、ありがとうございました。

この本を読んでいる方の中には、「仕事がしんどい……」と感じていて毎日やる気が出なかったり、もう限界間近で、会社に行けなくなったりしている方もいらっしゃるでしょう。

そして、「仕事がしんどい」「会社に行けない」と感じている自分を、メンタルが弱い人間だと責めてしまっているかもしれません。

だけど私は、そうやって「自分はもう無理だ」と思える人は、めちゃくちゃ素敵だなと思っています。

なぜなら、自分にＳＯＳを出せる人は、実は、誰よりもメンタルが強い人だからです。

○「メンタルが強い人＝心が折れない人」ではない

一般的に「メンタルが強い人」というのは、目標達成に向かって、すごく過酷な環境でもバリバリ働けるような人だと思われています。ギリギリの精神状態でも折れない、鋼《はがね》のような心の持ち主をイメージするでしょう。

でも、実はそうではありません。

産業医として、これまで1万人以上の方と接してきて思うのは、本当に強い人は、ブレーキをかけられる人だということ。

過酷な環境に身を置いていたら、一時的にちゃんとブレーキをかけたりメンテナンスをしたりして、自分の心身のコンディションに目を向けられる人こそが、メンタルの強い人なのです。

「自分はもう無理だ」と思えるということは、自分の弱い面と向き合って、それを認めているということ。

それって、すごいことですよ。

私がみてきた方の中で、不本意ながら精神的に大病を患ってしまう方は、ブレーキをかけずに、メンテナンスもせずに、最後の最後までやり切って燃え尽きてしまっていました。

しんどい気持ちに無理やりフタをして、自分にも周りにもＳＯＳを出せずに一人でずっと抱え込んで、ついには心が折れてしまうのです。

もしかすると、そういう人の中には、限界に達するまでは鋼のように強靭なハートを持っていた方もいるかもしれません。

だけど、ずっと負荷がかかっていたら、いつか必ず心は折れてしまいます。

だから、それよりも「危ないな」「つらいな」と思ったら、ブレーキをかけて負荷を抑える。そうやって、のらりくらりとストレスをかわしながら、メンテナンスをしていくことがとても大切です。

○自分の心の声に耳を傾けよう

手に入れたいのは、鋼の心ではなく、むしろ、しなるような柔軟な心なのです。

人生において、会社や仕事がすべてではありません。

自分の心と体を犠牲にしてまで働き続ける価値がある仕事なんて、正直ひとつもありません。

だから、ちゃんと自分の心の声を聞きましょう。

同調圧力や思い込みによって、自分を追い込むような考え方はしないようにしてください。「しんどい」と感じたら、自分にも周りにもＳＯＳを出しましょう。

最後になりましたが、私が精神科医として、患者さんとの接し方や関わり方に悩んでいたときに、医師という役割ばかりに縛られずに、「人としての自分らしさを失わない大切さ」をそっと教えてくださった国分病院の木下秀夫先生に深く感謝を申し上げます。

この本を通して、あなたが少しでもラクに、そしてラフに生きられるヒントを得られますように。心から願っています。

産業医・精神科医　**井上智介**

本書は、KADOKAWAより刊行された『ストレス社会で「考えなくていいこと」リスト』を、文庫収録にあたり改題したものです。

井上智介（いのうえ・ともすけ）

産業医・精神科医。

兵庫県出身。島根大学医学部を卒業後、大阪を中心に精神科医・産業医として活動する。産業医としては毎月30社以上を訪問し、精神科医としてはうつ病、適応障害などの疾患の治療にあたっている。

「おおざっぱに（rough）笑って（laugh）生きてほしい」という思いから「ラフドクター」を名乗り、ブログやSNS、講演会などで情報発信している。

『1万人超を救ったメンタル産業医の 職場の「しんどい」がスーッと消え去る大全』（大和出版）、『この会社ムリと思いながら辞められないあなたへ』（WAVE出版）など著書多数。

知的生きかた文庫

「考《かんが》えなくていいこと」リスト

著　者　井上智介《いのうえともすけ》

発行者　押鐘太陽

発行所　株式会社三笠書房

〒一〇二‐〇〇七二　東京都千代田区飯田橋三‐三‐一

電話〇三‐五二二六‐五七三四〈営業部〉

〇三‐五二二六‐五七三一〈編集部〉

https://www.mikasashobo.co.jp

印刷　誠宏印刷

製本　若林製本工場

© Tomosuke Inoue, Printed in Japan

ISBN978-4-8379-8876-2 C0130

＊本書のコピー、スキャン、デジタル化等の無断複製は著作権法上での例外を除き禁じられています。本書を代行業者等の第三者に依頼してスキャンやデジタル化することは、たとえ個人や家庭内での利用であっても著作権法上認められておりません。

＊落丁・乱丁本は当社営業部宛にお送りください。お取替えいたします。

＊定価・発行日はカバーに表示してあります。

知的生きかた文庫

小さなことの積み重ね

髙橋幸枝

103歳の精神科医が実践した「元気に長生き」の秘訣。できることを一生懸命にやり、ひたむきに、丁寧に時間を重ねる。幸せな人生を送るヒントが満載！

仕事も人間関係もうまくいく放っておく力

枡野俊明

いちいち気にしない。反応しない。関わらない――。わずらわしいことを最小限に抑えて、人生をより楽しく、快適に、健やかに生きるための、99のヒント。

心配事の9割は起こらない

枡野俊明

余計な悩みを抱えないように、他人の価値観に振り回されないように、無駄なものをそぎ落として、限りなくシンプルに生きる――禅が教えてくれる、48のこと。

悩まない生き方

矢作直樹

視点を変える。足るを知る。それだけで人生は輝く――。救急医療の現場で命と向き合ってきた医師が語る、悩みと上手に付き合いながら、今を楽しみ悔いなく生き切る秘訣。

気にしない練習

名取芳彦

「気にしない人」になるには、ちょっとした練習が必要。仏教的な視点から、うつうつ、イライラ、クヨクヨを〝放念する〟心のトレーニング法を紹介します。

C50480

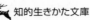